Diogenes Taschenbuch 20955

de
te
be

D. H. Lawrence

Liebe, Sex und Emanzipation

Essays

Aus dem Englischen von Elisabeth Schnack

Diogenes

Die deutsche Erstausgabe erschien 1971 unter dem Titel
›Pornographie und Obszönität‹ im Diogenes Verlag.
Die Jahreszahlen am Schluß der Essays nennen
das Datum der ersten Veröffentlichung.
Diese Ausgabe erscheint mit freundlicher Genehmigung
des ›Estate of the Late Mrs. Frieda Lawrence‹.

60/82/9/1
ISBN 3 257 20955 x

Inhalt

Sex VERSUS *Schönheit*

Es ist ein Jammer, daß Sex ein so häßliches Wort ist! Ein häßliches kleines Wort, und obendrein beinah unverständlich. Was *ist* denn Sex schließlich? Je mehr wir darüber nachdenken, um so weniger wissen wir.

Die Wissenschaft erklärt, Sex sei ein Instinkt. Aber was ist ein Instinkt? Offenbar ist ein Instinkt eine uralte Gewohnheit, die uns in Fleisch und Blut übergegangen ist. Doch eine Gewohnheit, und sei sie noch so alt, muß einen Anfang haben. Und einen Anfang – gibt es für Sex wirklich nicht. Wo Leben ist, da ist auch Sex. Folglich ist Sex keine ›Gewohnheit‹, die sich allmählich herausgebildet hat.

Dann wieder spricht man von Sex als einem Appetit wie dem Hunger. Aber Appetit worauf? Appetit auf Fortpflanzung? Das wäre reichlich absurd. Wie es heißt, spreizt der männliche Pfau all seine Federn, um die Pfauenhenne zu blenden, damit sie ihm gestattet, seinen Appetit auf Fortpflanzung zu befriedigen. Aber sie hat bestimmt eine ebenso große Sehnsucht nach Eiern und Küken wie er. Wir können einfach nicht glauben, ihr Geschlechtstrieb sei so schwach, daß es all der Pracht der blauen Federn bedürfe, um sie in Schwung zu bringen. Unmöglich!

Was mich angeht, so habe ich noch nie eine Pfauenhenne gesehen, die auch nur einen Blick auf die blaue und goldene Pracht ihres Gebieters geworfen hätte. Ich glaube nicht, daß sie es jemals bemerkt. Ich glaube keinen Augenblick, daß sie den Unterschied zwischen Blau und Gold oder Braun und Grün kennt.

Wenn ich jemals beobachtet hätte, wie eine Pfauenhenne hingerissen und aufmerksam die Farbenpracht ihres Gebieters anstarrt, könnte ich glauben, daß er nur deshalb sein Rad schlägt, um sie anzulocken. Aber sie sieht ihn überhaupt nicht an. Sie scheint nur ein bißchen angriffslustig zu werden, wenn er vor ihr mit all seinen Federposen rasselt wie ein Sturmwind im Laub. Dann scheint sie seine Gegenwart zu bemerken – aber auch nur nebenbei.

Diese Sex-Theorien sind erstaunlich! Ein Pfau entfaltet all seine Pracht nur einer plieräugigen Pfauenhenne zuliebe, die ihn gar nicht anschaut. Man stelle sich einen Wissenschafter vor, der so naiv ist, der Pfauenhenne ein profundes, weitgehendes Verständnis für Farbe und Muster eines männlichen Pfaus zuzutrauen! Oh, was für ein Ausbund von einer ästhetischen Pfauenhenne!

Und eine Nachtigall singt, um das Weibchen anzulocken. Was äußerst merkwürdig ist, wenn man bedenkt, daß sie am schönsten singt, wenn die Werbung und die Flitterwochen vorbei sind und das Weibchen sich überhaupt nicht mehr für das Männchen interessiert, sondern nur für die Jungen. Wenn das Männchen dann also nicht singt, um sie anzulocken, dann muß es wohl singen, um ihr die Zeit zu vertreiben und sie zu unterhalten, während sie brütet.

Wie entzückend naiv Theorien sind! Doch hinter dem allem steckt eine verborgene Absicht. Hinter all den Theorien über das Geschlechtliche verbirgt sich ein unerbittlicher Wille. Es ist der Wille, das Geheimnis der Schönheit zu leugnen und zu zerstören.

Denn Schönheit ist ein Geheimnis. Man kann sie weder essen noch Flanell daraus herstellen. Pah, sagt die

Wissenschaft, Schönheit ist bloß ein Trick, das Weibchen zu bezaubern und zur Fortpflanzung zu verführen. Wie naiv! Als ob das Weibchen verführt werden müßte! Es würde sich sogar im Dunkeln zur Vermehrung bereitfinden. Wo bleibt da der Trick mit der Schönheit?

Die Wissenschaft hegt rätselhafte Haßgefühle gegen die Schönheit, weil sie sich nicht in die Kette ›Ursache-und-Wirkung‹ einfügt, und die Gesellschaft hegt rätselhafte Haßgefühle gegen das Geschlecht, weil es sich ständig in die netten Geldmacherpläne des modernen Mannes einmischt. Daher werden die beiden Haßgefühle zu einem Trust zusammengeschlossen, und Sex und Schönheit sind nur noch Anreiz zur Fortpflanzung.

Nun sind aber Sex und Schönheit eine Einheit – wie Flamme und Feuer. Wenn man Sex haßt, haßt man auch die Schönheit. Wenn man die lebendige Schönheit liebt, verehrt man auch das Geschlechtliche. Natürlich kann man alte, abgestorbene Schönheit lieben und das Geschlechtliche hassen. Aber um die lebendige Schönheit zu lieben, muß man auch Verehrung für das Geschlechtliche empfinden.

Sex und Schönheit sind untrennbar, genau wie Leben und Bewußtsein. Und die Klugheit, die zu Sex und Schönheit gehört, weil sie aus Sex und Schönheit erwächst, ist Intuition. Das große Unglück unserer Zivilisation ist der krankhafte Haß des Geschlechtlichen. Wo findet man zum Beispiel einen giftigeren Haß des Geschlechtlichen als in Freuds Psychoanalyse, die eine morbide Furcht vor der Schönheit, der lebendigen Schönheit aufweist, was wiederum die Verkümmerung unsrer intuitiven Begabung und unsres intuitiven Selbst verursacht?

Die tiefe psychische Krankheit der modernen Männer und Frauen ist der angekränkelte, verkümmerte Zustand der intuitiven Begabung. Wir könnten durch die Intuition, und allein durch die Intuition, eine ganze Welt für sich kennenlernen und genießen. Sie wird uns verweigert, weil wir Sex und Schönheit nicht anerkennen, die Quelle des intuitiven Lebens und der Sorglosigkeit, die bei den Pflanzen und Waldtieren so reizend ist.

Sex ist die Wurzel, deren Laubwerk die Intuition ist und deren Blüte Schönheit heißt. Warum ist eine Frau (falls überhaupt) in den Zwanzigerjahren so voller Liebreiz? Weil es die Zeit ist, in der das Geschlechtliche sich allmählich in ihrem Gesicht ausprägt, wie eine Rose sich zuoberst auf einem Rosenbusch entfaltet.

Was sich da zeigt, ist ein Appell der Schönheit. Wir verleugnen die Schönheit, sooft wir können. Wir versuchen die Schönheit so oberflächlich und vulgär wie nur möglich hinzustellen. Doch vor allem und zuallererst ist Sex-Appeal der Appell der Schönheit.

Nun ist die Schönheit zwar etwas, worüber wir so wenig wissen, daß wir uns kaum dazu äußern können. Wir versuchen so zu tun, als sei sie eine feststehende Ordnung: gerade Nase, große Augen und so weiter. Wir denken, eine hübsche Frau müsse so aussehen wie Lilian Gish und ein schöner Mann so wie Rudolph Valentino. Das *denken* wir.

Im wirklichen Leben verhalten wir uns ganz anders. Wir sagen: »Sie ist sehr schön, aber ich mache mir nichts aus ihr.« Was beweist, daß wir das Wort ›schön‹ ganz falsch gebrauchen. Wir sollten sagen: »Sie besitzt alle stereotypen Merkmale der Schönheit, aber ich persönlich finde sie nicht schön.«

Schönheit ist ein Erlebnis und nichts anderes. Sie ist keine feststehende Schablone oder eine Anordnung bestimmter Merkmale. Sie ist etwas *Empfundenes*, ein Glühen oder eine Ausstrahlung von etwas Vortrefflichem. Wir kranken daran, daß unser Schönheitsgefühl so angeschlagen und beschädigt ist und daß uns infolgedessen das Beste entgeht.

Doch um zu den Filmen zurückzukehren: in Charlie Chaplins eigenartigem Gesicht lebt eine viel größere essentielle Schönheit, als sie jemals in Valentinos Gesicht zu finden war. Auf Chaplins Stirn und in seinen Augen ist ein Stückchen wahrer Schönheit, ein Abglanz von etwas Reinem.

Doch unser Schönheitsgefühl ist so angeschlagen und grob, daß wir die Schönheit nicht sehen und sie nicht erkennen, wenn wir sie sehen. Wir können nur sehen, was uns grell in die Augen sticht, wie die sogenannte Schönheit Valentinos, die nur deshalb gefällt, weil sie eine Klischee-Vorstellung von Hübschheit erfüllt.

Doch der häßlichste Mensch kann schön aussehen, kann schön *sein*. Es ist nur nötig, daß die Glut des Geschlechtlichen sich sachte ausbreitet, und schon verwandelt sich ein häßliches Gesicht in ein schönes. Das ist der wahre Sex-Appeal: wenn ein Schönheitsgefühl übermittelt wird.

Und umgekehrt: niemand kann so abstoßend sein wie eine wirklich hübsche Frau. Das heißt, weil Schönheit eine Sache der Erfahrung und nicht der konkreten Form ist, kann niemand so verletzend häßlich sein wie eine wirklich hübsche Frau. Wenn die sexuelle Glut fehlt und eine häßliche Kälte von der Frau ausgeht, wie abstoßend erscheint sie dann, und um so übler gerade wegen des äußerlich hübschen Gesichts!

Was Sex ist, wissen wir nicht, aber es muß eine Art Feuer sein. Denn immer strahlt es ein Gefühl von Glut und Wärme aus. Und wenn die Glut zu einem reinen Glanz wird, dann spüren wir die Anwesenheit der Schönheit.

Die Ausstrahlung von Wärme, die Glut des Geschlechtlichen: das ist der wahre Sex-Appeal. In uns allen schlummert oder brennt das Feuer des Geschlechts. Wenn wir neunzig werden, ist es immer noch da. Wenn es aber abstirbt, werden wir so ein gespenstiger lebender Leichnam, wie sie unseligerweise immer zahlreicher werden.

Nichts ist häßlicher als ein Mensch, in dem das Sex-Feuer erloschen ist. Ein widerliches, teigiges Geschöpf bleibt übrig, dem jedermann aus dem Wege geht.

Doch solange wir springlebendig sind, glimmt oder lodert das Sex-Feuer in uns. In der Jugend flackert und strahlt es; im Alter glüht es sanfter und ruhiger, aber es ist doch da. Wir haben es ein wenig unter Kontrolle, wenn auch nur teilweise. Deshalb wird es von der Gesellschaft verabscheut.

Solange es lebt, brennt in uns, ohne daß wir es verstehen, das Sex-Feuer, das der Ursprung von Schönheit und Zorn ist. Wie beim echten Feuer können wir uns, wenn wir es unbedacht anrühren, die Finger daran verbrennen, solange es lebt. Und deshalb verabscheut der Spießbürger, der nur ›Sicherheit‹ will, das Feuer des Geschlechts.

Glücklicherweise gelingt es nicht vielen Leuten, reine Spießbürger zu sein. Das Feuer des alten Adam glimmt in uns. Und zu den Eigenschaften des Feuers gehört es, daß es nach mehr Feuer verlangt. Sex-Feuer auf der einen Seite entflammt Sex-Feuer auf der andern Seite.

Vielleicht vermag es das Glimmen nur zu einem sanften Glühen anzuregen. Vielleicht fordert es ein heftiges Flackern heraus. Oder es entzündet eine richtige Flamme, und dann neigt sich Flamme zu Flamme, und eine Feuersbrunst bricht aus.

Immer, wenn das Sex-Feuer aufglimmt, wird es irgendwo eine Reaktion entfachen. Vielleicht entfacht es nur ein Gefühl von Wärme und Optimismus. Dann sagt man: »Ich mag das Mädchen; sie ist wirklich ein netter Kerl!« Vielleicht entfacht das Sex-Feuer eine Glut, in deren Licht die Welt freundlicher aussieht und das Leben besser erscheint. Dann sagt man: »Sie ist eine anziehende Frau. Ich habe sie gern.«

Oder es entzündet eine Flamme, die zuerst ihr eigenes Gesicht erhellt, ehe sie die Welt zum Leuchten bringt. Dann sagt man: »Sie ist reizend. Ich persönlich finde, daß sie reizend ist.«

Aber eine Frau, die wahren Liebreiz ausstrahlt, ist ungemein selten. Nicht etwa, daß sie keine *schöne* Frau wäre. Das Wort gebrauchen wir ja nur, um unser armseliges, angeschlagenes, grobes Verständnis für wahre Schönheit zu verstecken. Es hat unzählige Frauen gegeben, die genauso gut aussahen wie Diana von Poitiers oder Mrs. Langtry oder sonst irgendeine von den Berühmtheiten. Und auch heute gibt es unzählige Frauen, die überwältigend gut aussehen. Doch ach, wie wenige von ihnen haben den wahren Liebreiz!

Und warum? Weil es ihnen an Sex-Appeal fehlt. Eine gut aussehende Frau hat Liebreiz, wenn das Sex-Feuer sich rein und still ausbreitet und aus ihrem Gesicht leuchtet und das Feuer in mir anspricht.

Dann wird sie für mich zu einer Frau voller Liebreiz, dann ist sie eine reizende Frau von Fleisch und

Blut – und nicht eine bloße Photographie. Und wie reizend eine reizende Frau ist! Doch ach, wie selten! Wie bitterselten in einer Welt voll ungewöhnlich hübscher Mädchen und Frauen!

Hübsch und gut aussehend – aber nicht reizend, nicht schön! Hübsche und gut aussehende Frauen sind all jene, die gute Gesichtszüge und das rechte Haar haben. Doch eine reizende Frau ist ein Erlebnis. Es geht um das ausgestrahlte Feuer. In unserer armen, verstümmelten modernen Ausdrucksweise geht es also um Sex-Appeal. Sex-Appeal, der Diana von Poitiers oder – in schönen Stunden – unsrer eigenen Frau zuerkannt: puh, das ist Beleidigung und Verleumdung! Doch heutzutage sagt man statt Liebreiz und Feuer eben Sex-Appeal. Beides ist vermutlich das gleiche, aber auf himmelweit getrennten Ebenen.

Die hübsche und ergebene Sekretärin des Geschäftsmannes ist ihm vor allem wertvoll wegen ihres Sex-Appeals. Was nicht im geringsten auf ›unmoralische Beziehungen‹ hindeutet.

Selbst heutzutage möchte ein Mädchen mit einer kleinen Neigung zur Freigebigkeit gern einem Mann helfen, falls der Mann ihre Hilfe annehmen will. Und dieser Wunsch, er möge ihre Hilfe annehmen, ist ihr Sex-Appeal. Er ist das echte Feuer, wenn auch mit sehr mittelmäßiger Wärmeausstrahlung.

Immerhin hilft es, das Geschäftsleben in Gang zu halten. Wahrscheinlich wäre der Geschäftsmann – hätte sich die Sekretärin nicht im Büro des Mannes eingefunden – inzwischen gänzlich zusammengebrochen. Sie weckt das himmlische Feuer in sich und überträgt es auf ihren Boss. Er spürt den neuen Zustrom an Energie und Optimismus, und das Geschäft floriert.

Natürlich hat der Sex-Appeal eine Kehrseite. Er kann die Vernichtung desjenigen bewirken, auf den er gezielt wird. Wenn eine Frau ihren Sex-Appeal zu ihrem eigenen Vorteil anzuwenden beginnt, ist es meistens für irgendeinen armen Teufel ein schlechter Moment. Doch diese Seite des Sex-Appeals ist in letzter Zeit übertrieben worden, daher ist er längst nicht mehr so gefährlich wie früher.

Die Kurtisanen mit Sex-Appeal, die bei Balzac so viele Männer ruinierten, haben es nicht mehr so leicht. Die Männer sind vorsichtiger geworden. Sie gehen sogar dem gefühlvollen ›Vamp‹ aus dem Wege. Heutzutage glauben sie nur zu rasch, etwas Verdächtiges zu wittern, sowie sie bei einer Frau auf Sex-Appeal stoßen.

Und das ist schade, denn Sex-Appeal ist nur ein häßliches Wort für eine kleine Lebensflamme. Kein Mann arbeitet so gut und so erfolgreich, wie wenn eine Frau in seinen Adern ein Feuerchen angezündet hat. Keine Frau verrichtet ihre Hausarbeit mit wirklicher Freude, wenn sie nicht verliebt ist – und eine Frau kann gut und gerne fünfzig Jahre lang still verliebt sein, beinah ohne es zu wissen.

Hätte unsre Zivilisation uns gelehrt, den Sex-Appeal fein und still auszustrahlen und das Sex-Feuer klar und lebendig zu erhalten, so daß es in all seinen verschiedenen Abstufungen der Stärke und Ausstrahlungskraft flackert oder glüht oder lodert, dann hätten wir alle samt und sonders unser ganzes Leben in Liebe verbringen können, und das bedeutet: wir wären auf alle erdenkliche Art und für alle erdenklichen Dinge entflammt und voller Begeisterung . . .

Statt dessen – was für eine Menge toter Asche birgt das Leben jetzt! *(1928)*

Pornographie und Obszönität

Was Pornographie und Obszönität sind, hängt wie gewöhnlich ganz vom einzelnen Menschen ab. Was für den einen Pornographie ist, mag für einen andern das Gelächter des Genies sein.

Das Wort Pornographie bedeutet, wie man uns belehrte, ›zu Huren gehörend‹ – also Hurenschrift. Aber was ist heutzutage eine Hure? Wenn sie eine Frau ist, die von einem Mann Geld als Gegenleistung dafür annimmt, daß sie mit ihm ins Bett geht, dann kann man nur sagen, daß sich bisher die meisten Ehefrauen verkauften und daß sich viele Huren, falls ihnen danach zumute war, umsonst hingaben. Wenn eine Ehefrau nicht einen kleinen Anflug von einer Hure an sich hat, dann ist sie meistens eine langweilige Bohnenstange. Und wahrscheinlich haben die meisten Huren einen Anflug von weiblicher Freigebigkeit. Warum so schablonenhaft? Gesetze sind langweilig, und die Urteilssprüche haben nichts mit dem Leben zu tun.

Mit dem Wort obszön ist es das gleiche: niemand weiß, was es wirklich bedeutet. Angenommen, es wäre vom Wort *obscena* abgeleitet (das, was nicht auf der Bühne dargestellt werden soll) – bringt uns das einen Schritt weiter? Nicht die Spur! Was Tom obszön findet, mögen Lucy und Joe nicht obszön finden, daher muß man tatsächlich, um die Bedeutung eines Wortes festzulegen, die Stimme der Mehrheit in Betracht ziehen. Wenn ein Theaterstück zehn Zuhörer schockiert und die übrigen fünfhundert nicht, dann ist es für zehn obszön und für fünfhundert harmlos, also ist das

Stück zufolge der Mehrheit nicht obszön. Zu Cromwells Zeiten schockierte Hamlet alle Puritaner, heute dagegen niemanden, und manche Stellen bei Aristophanes, über die sich die alten Griechen gar nicht aufregten, schockieren heute jedermann. Der Mensch ist veränderlich, und mit ihm ändert sich auch die Bedeutung der Wörter; die Dinge sind nicht, was sie scheinen; der wirkliche Sachverhalt ändert sich, und wenn wir glauben, wir wüßten, wo wir stehen, dann kommt es nur daher, weil wir so schnell anderswohin versetzt wurden. Wir müssen alles der Mehrheit überlassen, alles dem Pöbel überlassen, ja, ja, dem Pöbel! Der weiß, was obszön ist und was nicht, ja, der weiß es! Wenn die unteren zehn Millionen es nicht besser wissen als die oberen zehn Leutchen, dann stimmt etwas an der Rechnung nicht. Lassen wir darüber abstimmen! Hände hoch, damit wir es mit Zahlen beweisen können! *Vox populi, vox Dei. Odi profanum vulgus! Profanum vulgus.*

Also läuft es darauf hinaus: wenn wir zum Pöbel sprechen, ist die Bedeutung unserer Worte die Pöbelbedeutung, festgelegt durch die Mehrheit. Der Pöbel weiß alles über Obszönität. Harmlose Wörtchen, die sich auf ›schmeißen‹ oder ›Marsch‹ reimen, sind der Gipfel der Obszönität. Angenommen, der Setzer hätte aus Versehen den Buchstaben ›m‹ im Wörtchen ›schmeißen‹ ausgelassen – dann wüßte das großartige Publikum sofort, daß der Mann eine Obszönität begangen hat, daß er unanständig ist, daß er schweinisch gehandelt hat und folglich Schmutzliteratur verbreitet. Aber das großartige Publikum läßt nicht mit sich spaßen: *Vox populi, vox Dei,* Volkes Stimme ist Gottes Stimme, vergeßt das nur ja nicht! Sonst müssen wir es euch beibringen. Aber die gleiche Gottesstimme kreischt vor Begeisterung angesichts von Filmen und Büchern und Zeitungsberichten, die einer sündhaften Natur wie der meinen einfach widerlich und obszön vorkommen. Wie ein wahrhaft prüder Puritaner muß ich beiseite blicken. Wenn die Obszönität sentimental wird – und das ist die fürs Publikum einzig schmackhafte Form der Darbietung –, und wenn die Volkes-gleich-Gottesstimme sich vor lauter sentimentaler Unanständigkeit heiser schreit, dann muß ich wie ein Pharisäer mein Steuer herumwerfen, aus Angst, angesteckt zu werden. Es gibt eine Art klebrigen Universalkleisters, den zu berühren ich mich einfach weigere.

Es läuft also wieder darauf hinaus: entweder man akzeptiert die Mehrheit, das heißt den Pöbel und seine Entscheidungen, oder man tut es nicht. Entweder man fügt sich der *Vox populi, vox Dei,* oder man verstopft sich die Ohren, um das obszöne Geheul nicht mit anzuhören. Entweder man vollführt seine Narrenpossen, um der großen Menge zu gefallen, oder man weigert sich, jemals vor dem Publikum aufzutreten, höchstens hin und wieder, um es zu hänseln und an seiner verächtlichen Schnüffelnase zu ziehen.

Wenn es also um die Bedeutung selbst des einfachsten Wortes geht, muß man zunächst einmal nachdenken. Es gibt nämlich zwei große Gruppen von Bedeutungen, die ewig getrennt bleiben müssen: die Bedeutung für den Pöbel und die Bedeutung für den einzelnen. Wenn wir einem Wort in seiner individuellen Bedeutung begegnen und es eine individuelle Erwiderung in uns auslöst, bereitet es uns großes Vergnügen. Die amerikanischen Werbefachleute haben das entdeckt, und deshalb findet man zum Beispiel in den Werbetexten für Seifenflocken die gerissenste amerikanische Prosa. Diese Werbetexte sind beinah Gedichte in Prosa. Sie verleihen dem Wort ›Seifenflocken‹ eine schäumende, duftige Bedeutung, die so individuell aufgezogen ist, daß sie einem vielleicht als reine Poesie vorkäme, könnte man vergessen, daß das Gedicht nur der Köder am Angelhaken ist.

Die Geschäftswelt entdeckt also die individuelle, dynamische Bedeutung der Wörter – während die Dichtkunst sie verliert. Die Dichtkunst neigt immer mehr dazu, ihre Wortbedeutungen weit herzuholen, und daraus ergeben sich wiederum Pöbelbedeutungen, die beim einzelnen nur eine Pöbelreaktion hervorrufen können. Denn jeder Mensch hat ein Pöbel- und ein individuelles Ich, und zwar jeweils in einem anderen Verhältnis. Manche Menschen besitzen fast ausschließlich das Pöbel-Ich: zu phantasievollen individuellen Reaktionen sind sie unfähig. Die schlimmsten Exemplare mit Pöbel-Ich findet man im allgemeinen unter den akademischen Berufen, bei Anwälten, Professoren, Geistlichen und so weiter. Der vielgeschmähte Geschäftsmann hat nach außen ein Pöbel-Ich und daneben ein eingeschüchtertes, hilfloses, aber noch immer robustes und lebendiges individuelles Ich. Das Publikum, das so schwachköpfig wie ein Idiot ist, wird seine individuellen Reaktionen niemals vor den Kniffen der Ausbeuter schützen können. Denn das Publikum wird stets ausgebeutet und wird auch stets ausgebeutet werden. Die Methoden der Ausbeuter sind verschieden. Heutzutage schmeichelt man dem Publikum, damit es das Goldene Ei legt. Mit phantasievollen Worten und durch individuelle Bedeutungen wird es dazu gebracht, das allgemeine Gegacker der Pöbelzustimmung auszustoßen. *Vox populi, vox Dei.* So ist es immer gewesen, und so wird es immer sein. Warum? Weil das Publikum nicht genug Verstand hat, um zwischen Pöbel-Bedeutung und individueller Bedeutung zu unterscheiden. Die große Menge ist immer ordinär, denn sie kann nicht zwischen ihren eigenen, instinktiven Gefühlen und den andern Gefühlen unterscheiden, die erst vom Ausbeuter ins Dasein geschwindelt werden. Das Publikum ist stets vulgär, weil es sich von außen, durch den Schwindler leiten läßt und nie von innen her, durch dic eigene Ehrlichkeit. Der Pöbel ist stets obszön, weil bei ihm alles aus zweiter Hand stammt.

Und das bringt uns wieder zu unserem Thema Pornographie und Obszönität. Auf jedes Wort kann bei jedem Individuum entweder eine Pöbel- oder eine individuelle Reaktion erfolgen. Es ist Sache des Individuums, sich zu fragen: ›Ist meine Reaktion individuell, oder reagiere ich nur mit meinem Pöbel-Ich?‹

Wenn es sich um die sogenannten obszönen Wörter handelt, möchte ich behaupten, daß kaum ein Mensch aus einer Million der Pöbel-Reaktion entgeht. Die erste Reaktion ist beinah sicher eine Pöbel-Reaktion, eine Pöbel-Empörung, eine Pöbel-Verurteilung. Und weiter gelangt der Pöbel nicht. Aber das wahre Individuum denkt länger darüber nach und fragt sich: ›Bin ich wirklich schockiert? Bin ich wirklich empört und beleidigt?‹ Und die Antwort eines jeden Individuums lautet bestimmt: ›Nein, ich bin nicht schockiert, nicht beleidigt, nicht empört. Ich kenne das Wort und nehme es als das, was es ist, und ich lasse mich nicht dazu verleiten, aus einer Mücke einen Elefanten zu machen – um kein Gesetz der Welt nicht!‹

Wenn die Benutzung von ein paar sogenannten obszönen Wörtern jemanden – Mann oder Frau – aus der Pöbelgewohnheit aufscheucht und zu einer individuellen Einstellung veranlaßt, dann ist es gut und recht. Und Prüde-Tun vor gewissen Wörtern ist eine so allgemein verbreitete Pöbelgewohnheit, daß es Zeit wird, daraus aufgescheucht zu werden.

Doch wir haben uns nur erst mit der Obszönität beschäftigt – und das Problem Pornographie ist noch unklar. Wenn ein Mensch zu seinem individuellen Ich aufgescheucht wurde, ist er vielleicht doch nicht fähig, aus eigenem Urteil zu wissen, ob Rabelais pornographisch ist oder nicht, und über Aretino oder sogar über Boccaccio wird er sich vielleicht vergebens den Kopf zerbrechen, weil er zwischen verschiedenen Gefühlen hin- und hergerissen wird.

Ich erinnere mich an eine Abhandlung über Pornographie, die zu dem Ergebnis kam, Pornographie in der Kunst sei alles, was darauf angelegt ist, geschlechtliche Begierde oder geschlechtliche Erregung zu wecken. Und es wird besonderes Gewicht auf die Tatsache gelegt, ob der Autor oder Künstler beabsichtigt hatte, geschlechtliche Gefühle zu wecken. Es ist die alte ärgerliche Frage nach der Absicht, die heutzutage, seit wir wissen, wie stark und einflußreich unsre unbewußten Absichten sind, einfach läppisch geworden ist. Und ich weiß wirklich nicht, weshalb ein Mensch wegen seiner bewußten Absichten für schuldig und wegen seiner unbewußten Absichten für unschuldig befunden werden soll, weil ja jeder Mensch mehr unbewußte als bewußte Absichten hat. Ich bin, was ich bin – und nicht bloß, was ich zu sein glaube.

Wie dem auch sei, wir sind vermutlich einverstanden, daß Pornographie etwas Gemeines, Unerfreuliches ist.

Wir haben etwas dagegen. Und warum haben wir etwas dagegen? Weil die Pornographie sexuelle Gefühle weckt?

Ich glaube nicht. Einerlei, wie verbissen wir das Gegenteil behaupten mögen, den meisten von uns ist eine mäßige Erregung unsrer sexuellen Gefühle ganz willkommen. So etwas wärmt uns, es regt uns an wie Sonnenschein an einem trüben Tag. Nach ein oder zwei Jahrtausenden der Prüderie gilt das heute für die meisten Menschen. Nur ist die Pöbelgewohnheit, jede Form der Geschlechtlichkeit zu verdammen, zu stark, um es uns eingestehen zu lassen. Und selbstverständlich gibt es viele Menschen, die von den einfachsten und natürlichsten geschlechtlichen Regungen ehrlich abgestoßen werden. Doch solche Menschen sind Pervertierte, die ihren Mitmenschen gegenüber in Haß verfallen sind, frustrierte, enttäuschte, unausgefüllte Menschen, von denen es in unserm heutigen Dasein leider so viele gibt. Und fast immer finden sie insgeheim Befriedigung an einer komplizierten und unnatürlichen Form der geschlechtlichen Erregung.

Sogar sehr moderne Kunstkritiker versuchen uns weiszumachen, daß ein Buch oder Bild mit Sex-Appeal *ipso facto* ein schlechtes Buch oder Bild sei. Das ist nichts als scheinheilige Heuchelei. Die Hälfte aller großen Gedichte, Gemälde, Musikwerke und Erzählungen der ganzen Welt sind nur dank der Schönheit ihres Sex-Appeals so großartig. Ob bei Tizian oder bei Renoir, im Hohen Lied Salomonis oder im Roman *Jane Eyre*, ob bei Mozart oder in einem Volksliedchen – die Schönheit ist stets durchtränkt von Sex-Appeal oder geschlechtlicher Anregung oder wie man es sonst nennen mag. Sogar Michelangelo, der vom Sexuellen nichts wissen wollte, konnte nicht umhin, die Cornucopia mit phallischen Eicheln zu füllen. Das Geschlecht ist im menschlichen Leben ein sehr mächtiger, heilsamer und notwendiger Anreiz, und wir sind alle dankbar, wenn wir spüren, daß sein warmer, natürlicher Rhythmus uns wie eine Art Sonnenschein durchpulst.

Damit können wir uns die Behauptung, Sex-Appeal in der Kunst sei Pornographie, aus dem Kopf schlagen. Sie gilt vielleicht für den grauen Puritaner, aber der graue Puritaner ist ein kranker Mann, an Leib und Seele krank, warum sollen wir uns also um seine Wahnvorstellungen kümmern? Sex-Appeal ist natürlich ungeheuer verschiedenartig. Es gibt unzählige verschiedene Arten und unzählige verschiedene Abstufungen jeder Art. Vielleicht könnte man behaupten, daß ein schwacher Grad Sex-Appeal nicht pornographisch wirkt, nur ein sehr starker. Aber das ist ein Trugschluß. Selbst wo Boccaccio am gewagtesten ist, scheint er mir weniger pornographisch zu sein als *Pamela* oder *Clarissa Harlowe* oder sogar als *Jane Eyre* oder eine Unmenge moderner Bücher und Filme, die nicht von der Zensur auf die Schwarze Liste gesetzt werden. Andrerseits scheint mir Wagners *Tristan und Isolde* der Pornographie ziemlich nahe zu kommen, und übrigens auch einige sehr beliebte christliche Choräle.

Wie verhält es sich also? Es ist nicht einfach eine Frage des Sex-Appeals, ja nicht einmal eine Frage der bewußten Absicht des Autors oder Künstlers, geschlechtliche Erregung zu wecken. Rabelais handelte manchmal mit bewußter Absicht, und ebenso Boccaccio, wenn auch auf andere Art. Und ich bin überzeugt, daß die arme Charlotte Brontë oder die Verfasserin des Kitschromans *The Sheik* nicht die leiseste Absicht hatten, im

Leser geschlechtliche Gefühle zu wecken. Und doch finde ich, daß *Jane Eyre* an Pornographie grenzt, und Boccaccio empfinde ich immer wieder als ursprünglich und gesund.

Der ehemalige britische Kultusminister, der sich rühmt, ein sehr aufrichtiger Puritaner zu sein, grau bis in die letzte Faser, erklärte einmal voller Kummer und Empörung in einem seiner Ausfälle gegen unziemliche Bücher: »... und diese beiden jungen Menschen, die bis dahin völlig rein gewesen waren, gingen nach dem Lesen jenes Buches hin und hatten Geschlechtsverkehr miteinander!!!« Alles, was ich darauf erwidern kann, ist: »Ein Punkt für die beiden!« Doch der graue Hüter britischer Moral glaubte anscheinend, es wäre viel besser gewesen, wenn sie sich gegenseitig ermordet oder in nervöser Überspanntheit selbst zugrunde gerichtet hätten. Die graue Pest, kann ich nur sagen!

Was ist denn nun Pornographie nach alledem? Es ist weder Sex-Appeal noch geschlechtliche Erregung durch die Kunst. Es ist nicht einmal die vorsätzliche Absicht des Künstlers, sexuelle Gefühle zu wecken oder zu erregen. An sexuellen Gefühlen gibt es nichts auszusetzen, solange sie offen und ehrlich sind und nicht verstohlen und heimlich. Die richtige Art geschlechtlicher Erregung ist im menschlichen Alltag überaus wertvoll. Ohne sie wäre die Welt grau und öde. Ich würde jedermann die heiteren Renaissance-Erzählungen zu lesen geben – sie würden dazu beitragen, einen großen Teil des grauen Eigendünkels zu vermindern, der unsre heutige Zivilisationskrankheit ist.

Aber sogar ich würde echte Pornographie auf die Schwarze Liste setzen. Es wäre nicht sehr schwierig. Erstens stammt echte Pornographie stets aus der Verbrecherwelt – sie wagt sich nicht ins Freie. Zweitens kann man sie ausnahmslos daran erkennen, daß sie die Geschlechtlichkeit und den menschlichen Geist beleidigt.

Pornographie ist der Versuch, das Geschlecht zu beleidigen und mit Schmutz zu bewerfen. Das ist unverzeihlich. Nehmen wir das niedrigste Beispiel, die Ansichtskarte, die unter der Hand in den meisten Großstädten von Unterwelt-Typen verkauft wird. Was ich davon zu Gesicht bekam, war von einer Häßlichkeit – zum Davonlaufen! Was für eine Beleidigung des menschlichen Körpers, die Beleidigung einer lebenswichtigen menschlichen Beziehung! Diese Karten machen die menschliche Nacktheit häßlich und ordinär, und den Geschlechtsakt machen sie häßlich und entwürdigend, banal und vulgär widerlich.

Das gleiche gilt für die Bücher, die in der Unterwelt verkauft werden. Sie sind entweder so scheußlich, daß einem davon übel wird, oder so albern, daß man sich nicht vorstellen kann, wer sie liest oder schreibt – Idioten und Dummköpfe ausgenommen.

Das gleiche gilt für die unanständigen Limericks oder die schmutzigen Anekdoten, die sich die Leute nach dem Essen erzählen oder die von Handelsreisenden zum besten gegeben werden. Gelegentlich ist wohl auch eine wirklich komische Geschichte dabei, die vieles wieder gutmacht. Aber meistens sind sie nur häßlich und abstoßend, und der sogenannte Humor ist bloß ein Vorwand, um das Geschlechtliche zu besudeln.

Nun ist zwar die Nacktheit bei sehr vielen modernen Menschen bloß häßlich und würdelos, und mit dem Geschlechtsakt ist es beim modernen Menschen genauso: er ist häßlich und würdelos. Da ist nichts, worauf man stolz sein könnte: es ist die Katastrophe unsrer Zivilisation. Ich bin überzeugt, daß keine andere Zivilisation, nicht einmal die römische, einen so hohen Prozentsatz an verächtlicher und würdeloser Nacktheit und an häßlichem, gemeinem, schmutzigem Sex aufzuweisen hatte. Denn keine andre Zivilisation hat das Geschlechtliche in die Unterwelt und die Nacktheit in den Abort verwiesen.

Die intelligenten jungen Menschen scheinen gottlob entschlossen, sich in beiderlei Hinsicht zu ändern. Sie befreien ihre junge Nacktheit aus der Heimlichkeit der schwülen pornographischen Unterwelt ihrer Vorfahren, und sie lehnen es ab, sich vor der geschlechtlichen Beziehung zu drücken. Das ist eine Veränderung, die natürlich von den älteren Grauen beklagt wird, aber im Grunde ist es eine sehr große Wandlung zum Besseren und eine echte Revolution.

Doch es ist erstaunlich, wie stark im gewöhnlichen, vulgären Menschen der Wille ist, das Geschlechtliche zu besudeln. Als ich jung war, hing ich sehr an der irrtümlichen Vorstellung, daß die gewöhnlichen, scheinbar gesund aussehenden Männer im Bahnabteil oder im Rauchsalon eines Hotels oder Schlafwagens auch gesund in ihren Gefühlen seien und daß sie dem Geschlechtlichen gegenüber eine gesunde, derbe Draufgängerhaltung hätten. Wie falsch das war! Die Erfahrung lehrt uns, daß der übliche Typ dieser Sorte Menschen eine widerliche Auffassung vom Geschlechtlichen hat und es verachtet und darauf versessen ist, es in den Schmutz zu ziehen. Wenn solche Burschen geschlechtlichen Verkehr mit einer Frau hatten, glaubten sie triumphierend, sie hätten sie beschmutzt und sie sei jetzt gewöhnlicher und schlechter und verächtlicher als vorher.

Typen dieser Art sind es, die Zoten erzählen und unanständige Ansichtskarten bei sich haben und unanständige Bücher kennen. Es ist die große Schicht der Pornographie-Freunde – die üblichen Durchschnittsmenschen. Sie sind genauso voller Haß und Verachtung des Geschlechtlichen wie die grauesten Puritaner, und wenn an ihr Gefühl appelliert wird, sind sie immer auf seiten der Engel. Sie lassen sich nicht davon abbringen, daß eine Filmheldin ein Neutrum ist, ein geschlechtsloses Etwas von bläßlicher Reinheit. Sie bestehen darauf, nur der Schurke oder das liederliche Weibsbild dürfe geschlechtliche Gefühle haben, und zwar in der Form von gemeiner Wollust. Einen Tizian oder Renoir finden sie tatsächlich unanständig und wünschen, daß ihre Frauen und Töchter diese Bilder nicht betrachten.

Warum nicht? Weil sie an der grauen Seuche des Geschlechtshasses kranken, zu der sich die gelbe Seuche der Freude am Schmutz gesellt. Nun wirken zwar die geschlechtliche Funktion und die Funktion der Ausscheidung nahe beisammen, doch in sozusagen völlig verschiedenem Sinn. Das Geschlechtliche ist ein schöpferisches Sich-Ergießen, während die Ausscheidung ein Entleeren ist, also Ende und Zerfall. Wirklich gesunden Menschen ist der Unterschied zwischen beiden Funktionen etwas Selbstverständliches: unsre tiefsten Instinkte sind vielleicht die Instinkte für das Gegensätzliche der beiden Funktionen.

Doch bei verdorbenen Menschen sind die tiefsten Instinkte abgestorben, und ihnen verschmelzen die beiden Funktionen zu einer einzigen. Das ist das Geheimnis der wahrhaft ordinären Menschen, die sich für Pornographie begeistern: ihnen sind Geschlecht und Ausscheidung ein und dasselbe. So etwas tritt ein, wenn die Psyche entartet und eine Regelung durch die tiefsten Instinkte nicht mehr wirksam ist. Dann ist Geschlecht gleich Schmutz und Schmutz gleich Geschlecht; die sexuelle Erregung wird für sie ein Suhlen im Schmutz, und jedes Anzeichen von Geschlechtlichkeit bei einer Frau empfinden sie als Zurschaustellung ihres Schmutzes. Das ist die Gesinnung des gewöhnlichen, vulgären Menschen, dessen Zahl Legion ist und der seine Stimme als *Vox populi, vox Dei* erhebt. Dort liegt der Ursprung aller Pornographie.

Aus diesem Grunde müssen wir zugeben, daß *Jane Eyre* oder Wagners *Tristan und Isolde* eher an Pornographie streifen als Boccaccio. Bei Wagner und Charlotte Brontë waren die stärksten Instinkte bereits nicht mehr wirksam, und das Geschlechtliche wurde etwas leicht Obszönes, in dem man zwar schwelgt, das man aber verachtet. In Charlotte Brontës Roman wird Mr. Rochesters sexuelle Leidenschaft erst achtbar, als er durch Brandwunden blind und entstellt und in hilflose Abhängigkeit gestoßen wird. Dann erst, durch und durch erniedrigt und gedemütigt, darf die Leidenschaft noch gerade eben zugelassen werden. All der voraufgegangene Sinnenkitzel ist etwas unanständig, so in *Pamela* oder in *The Mill on the Floss* oder in *Anna Karenina*. Sobald sich zu dem geschlechtlichen Anreiz der Wunsch gesellt, das geschlechtliche Gefühl zu verletzen und zu erniedrigen und zu entwürdigen, stellt sich das Merkmal der Pornographie ein.

Daher zeigen sich in fast der gesamten Literatur des neunzehnten Jahrhunderts pornographische Züge. Viele sogenannte reine Menschen haben einen widerlichen Hang zum Pornographischen, und der Appetit auf Pornographie war nie größer als heutzutage. Es ist ein Anzeichen für den kranken Zustand eines Staatswesens. Doch die Behandlungsmethode für diese Krankheit kann nur darin bestehen, das Geschlechtliche und die geschlechtliche Anregung offen zu diskutieren. Wer wirklich an einem Hang zur Pornographie krankt, der verabscheut Boccaccio, denn die frische, gesunde Natürlichkeit des italienischen Erzählers zeigt dem modernen, auf Pornographie versessenen Wicht, was für ein erbärmlicher Schmutzfink er ist. Boccaccio sollte man heute jedermann zu lesen geben, ob jung oder alt. Nur eine natürliche, unverdorbene Offenheit in Fragen des Geschlechts kann heute, wo wir mit versteckter und halbversteckter Pornographie überschwemmt werden, noch helfen. Und vielleicht sind die Erzähler der Renaissance, Boccaccio und Lasca und alle übrigen, das beste Gegenmittel, das sich jetzt finden läßt – ebenso wie noch mehr puritanische Pflästerchen das schädlichste Heilmittel sind, zu dem man greifen kann.

Das ganze Problem der Pornographie scheint mir eine Frage der Verheimlichung zu sein. Ohne Verheimlichung gäbe es keine Pornographie. Doch Verheimlichung und Keuschheit sind zwei ganz verschiedene Dinge. Heimlichkeit enthält stets ein Element von Furcht, die sich sehr oft bis zum Haß steigert. Keuschheit dagegen ist sanft und zurückhaltend. Heutzutage wird Keuschheit in den Wind geschlagen, sogar in Gegenwart der grauen Tugendwächter. Doch Verheimlichung ist beliebt, da sie selbst ein Laster ist. Und die Einstellung der Grauen lautet: »Liebe junge Damen, ihr könnt alle Keuschheit aufgeben, vorausgesetzt, daß ihr euer schmutziges kleines Geheimnis für euch behaltet.«

Dieses ›schmutzige kleine Geheimnis‹ ist beim Pöbel ungeheuer beliebt. Es ist wie eine Art verborgener Wunde oder Entzündung, und wenn man daran juckt oder kratzt, kann man anscheinend eine wundervolle Erregung hervorrufen. Deshalb wird das schmutzige kleine Geheimnis immer häufiger gejuckt und gekratzt, bis die verborgene Entzündung immer schlimmer wird und die nervliche und psychische Gesundheit des Menschen mehr und mehr geschwächt wird. Man kann ruhig behaupten, daß die Hälfte der Liebesromane und Liebesfilme heute mit ihrem Erfolg gänzlich vom verstohlenen Jucken des schmutzigen kleinen Geheimnisses abhängen. Man kann es sexuelle Anregung nennen, wenn man will, doch es ist eine sexuelle Anregung von einer heimlichen, verstohlenen Art und daher etwas Besonderes. Die harmlose, einfache Anregung, die offene und gesunde, wie man sie in manchen Erzählungen Boccaccios antrifft, darf keinen Augenblick mit der verstohlenen Erregung verwechselt werden, die in den modernen Bestseller-Romanen durch das versteckte Jucken des schmutzigen kleinen Geheimnisses hervorgerufen wird. Dieses verstohlene, heimliche, abgefeimte Jucken einer entzündeten Stelle der Phantasie ist der wahre Wesenskern der modernen Pornographie, und es ist ebenso tierisch wie gefährlich. Man kann es nicht so leicht entlarven, gerade wegen der Verheimlichung und der abgefeimten Tücke. Folglich gedeihen der minderwertige und beliebte moderne Liebesroman und der Liebesfilm, und von den Tugendwächtern werden sie sogar noch angepriesen, weil man, unter aller Reinheit netter Unterwäsche herumfummelnd, die verstohlene Erregung hervorrufen kann, ohne daß ein einziges unmanierliches Wort verrät, was vor sich geht.

Ohne Verheimlichung gäbe es keine Pornographie. Wenn aber Pornographie die Folge verstohlener Heimlichkeiten ist, was ist dann die Folge der Pornographie? Welche Wirkung übt sie auf den einzelnen aus?

Die Wirkung auf den einzelnen Menschen ist ganz verschieden und immer verderblich. Und eine Wirkung ist stets unvermeidbar. Die heutige Pornographie, ob es sich nun um den Versand von Gummiartikeln oder um populäre Romane, Filme und Theaterstücke handelt, ist eine unausbleibliche Anregung zum Laster der Onanie, des Selbstmißbrauchs, der Masturbation oder wie man es sonst nennen mag. Für jung oder alt, für Mann oder Frau, für Knaben oder Mädchen ist die moderne Pornographie eine unmittelbare Herausforderung zur Onanie. Es kann nicht ausbleiben. Wenn die grauen Tugendwächter jammern, weil der junge Mann und das junge Mädchen Geschlechtsverkehr miteinander hatten, dann beklagen sie im Grunde die Tatsache, daß sich der junge Mann und das junge Mädchen nicht trennten und jeder für sich onanierten. Der Geschlechtstrieb muß einen Auslaß finden, besonders beim jungen Menschen. Deshalb findet er ihn in unsrer glorreichen Zivilisation in der Onanie. Und die große Masse unsrer populären Literatur und der Hauptteil unsrer populären Vergnügungen existiert einfach deshalb, um zur Onanie anzuregen. Onanie ist das einzige unbedingt verheimlichte Tun des Menschen – sie wird noch sorgfältiger verheimlicht als die Funktion der Ausscheidung. Onanie ist die einzige funktionelle Folge geschlechtlicher Heimlichkeit, und sie wird angeregt und veranlaßt durch unsre glorreiche, populäre Literatur netter Pornographie, die an dem schmutzigen kleinen Geheimnis kratzt, ohne zu verraten, was vor sich geht.

Zwar habe ich gehört, daß Lehrer und Geistliche die Onanie als die Lösung eines sonst unlösbaren Sexualproblems empfahlen. Das ist immerhin ehrlich. Das Sexualproblem besteht, und man kann es nicht einfach wegwünschen. Es ist da, und unter dem Bann von Verheimlichung und Tabu bei Vater und Mutter, Lehrer und Freund und Feind hat es seine eigene Lösung gefunden: die Onanie!

Aber wie steht es mit dieser Lösung? Akzeptieren wir sie? Wird sie von sämtlichen Grauen dieser Welt akzeptiert? Wenn ja, dann müßten sie sie offen akzeptieren. Niemand von uns darf noch länger vorgeben, gegenüber der Tatsache der Onanie blind zu sein. Die Tugendwächter, die jede offene und ehrliche Darstellung des Geschlechtlichen mit dem Bann belegen wollen, müssen jetzt dazu gebracht werden, sich selber zu rechtfertigen mit den Worten: »Wir halten es für richtig, daß die Menschen onanieren.« Wenn diese Einstellung offen bekanntgemacht wird, dann ist die gegenwärtige Form der Zensur berechtigt. Wenn die Tugendwächter es für richtig befinden, daß die Menschen onanieren, dann ist ihr gegenwärtiges Verhalten richtig, und die populären Vergnügungen sollen nicht angetastet werden. Wenn der Geschlechtsverkehr eine Todsünde und die Onanie vergleichsweise rein und harmlos ist, dann ist alles in Ordnung. Dann mag alles so weitergehen wie bisher.

Aber ist die Onanie wirklich so harmlos? Ist sie auch nur vergleichsweise rein und harmlos? Meiner Ansicht nach nicht. Bei den Jugendlichen ist ein gewisses Ausmaß an Onanie unvermeidbar, doch deshalb noch nicht natürlich. Ich glaube, es gibt keinen Knaben und kein Mädchen, die onanieren, ohne Beschämung und Ärger und ein Gefühl der Sinnlosigkeit zu spüren. Auf die Erregung folgen Beschämung und Ärger, Demütigung und ein Gefühl der Sinnlosigkeit. Dieses Gefühl der Demütigung und Sinnlosigkeit verstärkt sich mit den Jahren und wird zu einer unterdrückten Wut, weil ein Entkommen unmöglich ist. Die einzige Gewohnheit, der man, hat sie sich einmal herausgebildet, schlechterdings nicht entkommen kann, ist die Onanie. Sie dauert an bis ins Alter hinein und trotz Ehe und Liebesaffären und so weiter. Immer ist das verstohlene Gefühl der Sinnlosigkeit und Demütigung damit verbunden! Und das ist vielleicht das schlimmste und gefährlichste Krebsleiden unsrer Zivilisation. Anstatt ein verhältnismäßig reines und harmloses Laster zu sein, ist die Onanie bestimmt das gefährlichste sexuelle Laster, mit dem eine Gesellschaft behaftet sein kann. Verhältnismäßig ›rein‹ mag es sein – kommt darauf an, was man darunter versteht –, aber harmlos?

Die große Gefahr der Onanie liegt in ihrer lediglich erschöpfenden Natur. Beim Geschlechtsverkehr handelt es sich um ein Geben und Nehmen. Ein neuer Anreiz taucht auf, wenn der eigene Anreiz verebbt. Etwas ganz Neues kommt hinzu, sobald die alte Überbelastung verschwindet. Und das verhält sich bei jedem geschlechtlichen Verkehr so, an dem zwei Lebewesen beteiligt sind, sogar beim homosexuellen Verkehr. Bei der Onanie aber gibt es nichts als Verlust. Es ist keine Gegenseitigkeit da, sondern nur das Vergeuden der eigenen Kraft und keine Gegenleistung. Nach dem Akt der Selbstbefriedigung bleibt der Körper gewissermaßen als Leichnam zurück. Es findet kein Austausch statt, nur ein Absterben. Ein Totalverlust sozusagen. Doch beim Geschlechtsakt zwischen zwei Individuen ist das nicht der Fall. Zwei Menschen können sich vielleicht durch den Geschlechtsverkehr zugrunde richten, aber niemals können sie, wie bei der Onanie, auf einen totalen Nullpunkt absinken.

Die einzige positive Wirkung der Onanie liegt darin, daß sie bei manchen Menschen eine gewisse geistige Energie auszulösen scheint. Doch es ist eine geistige Energie, die sich stets auf die gleiche Art äußert: in einem *Circulus vitiosus* von Analyse und impotenter Kritik oder von falscher und billiger Sympathie und Sentimentalität. In unsrer modernen Literatur überwiegen Sentimentalität und eine kleinliche Analyse, häufig auch Selbstanalyse, die ein Zeichen für Selbstbefriedigung sind. Sie sind die Manifestation der Onanie, ein bei Männern wie bei Frauen durch die Onanie hervorgerufenes bewußtes Schaffen. Das hervorstechendste Kennzeichen einer solchen Bewußtheit ist es, daß kein eigentliches Objekt da ist, sondern nur das Subjekt. Es trifft sowohl für Romane wie für wissenschaftliche Werke zu: der Autor kann nie von sich selbst loskommen, er trottet im *Circulus vitiosus* seines Selbst umher. Es gibt kaum einen Schriftsteller, der aus diesem *Circulus vitiosus* herauskommt, und auch keinen Maler. Daher der Mangel an wahrhaft schöpferischer Arbeit und die ungeheure Menge an bloßer Produktion. Die Produktion ist eine Folge der Onanie im *Circulus vitiosus* des Selbst. Sie ist Selbstversunkenheit, die vor die Öffentlichkeit tritt.

Und dieser Vorgang ist natürlich zerstörerisch. In England verbreitete sich die Onanie erst richtig im neunzehnten Jahrhundert. Bei wachsendem Zunichtewerden der wahren Vitalität und des wahren Wesens dauerte sie an, bis die Menschen unsrer Zeit nicht viel mehr als leere Hülsen sind. Die Reaktionsfähigkeit ist beinah gänzlich abgestorben, die Aufnahmebereitschaft ist abgestorben, fast jede konstruktive Tätigkeit ist abgestorben, und was übrigbleibt, ist eine Art dürrer Hülse, ein beinah leeres Geschöpf, das zu seinem Unheil nur mit sich selbst beschäftigt und unfähig ist, zu geben oder zu empfangen. Sein vitales Selbst ist unfähig, zu geben oder zu empfangen. Und das ist die Folge der Onanie. Gefangen im *Circulus vitiosus* des Selbst und ohne lebendige Kontakte mit der Umwelt, wird das Selbst immer leerer, bis es schließlich fast eine Null, ein Nichts geworden ist.

Aber so sehr das Selbst auch Null oder Nichts sein mag, es klammert sich doch an das schmutzige kleine Geheimnis, das es noch immer heimlich jucken und entzünden muß – in einem ewigen *Circulus vitiosus*, denn es besitzt einen unheimlichen, blinden Eigenwillen.

Einer meiner verständnisvollsten Kritiker schrieb einmal: »Wenn Mr. Lawrences Einstellung zum Geschlechtlichen von der Allgemeinheit angenommen würde, dann würden zwei Dinge verschwinden: das Liebeslied und die Herrenanekdote.« Und das trifft zu, wie mir scheint. Doch es kommt darauf an, welche Art Liebeslied er meint. Wenn es so etwas wie das Gedicht an *Sylvia* ist, dann soll es ruhig verschwinden. All das reine und edle und vom Himmel gesegnete Zeug ist nur das Gegenstück zur Herrenanekdote. *Du bist wie eine Blume!* Jawohl! Man kann förmlich sehen, wie der ältliche Herr seine Hände auf das Haupt des reinen Mägdeleins legt und Gott anfleht, sie ewig so rein, so schön und so hold zu erhalten. Sehr nett für ihn! Nichts als Pornographie! Das schmutzige kleine Geheimnis kitzeln und die Augen gen Himmel verdrehn! Dabei weiß er ganz genau, daß das Mägdelein – wenn Gott es noch ein paar Jahre länger so rein und schön und hold erhält (in seinem vulgären Sinn von rein und hold), daß es dann eine unglückliche alte Jungfer geworden ist, weder rein noch schön, sondern bloß langweilig und bedauernswert. Sentimentalität ist eben ein sicheres Anzeichen für Pornographie. Warum muß dem alten Herrn ›Wehmut ins Herz schleichen‹, weil das Mägdelein rein und hold ist? Jeder Mensch, ausgenommen ein Onanist, hätte sich gefreut und gedacht: ›Was für eine reizende Braut für einen Glücklichen!‹ Aber nein, der ichbefangene Onanist denkt nicht so. Wehmut muß ihm in sein schweinisches Herz schleichen. Darum fort mit solchen Liebesliedern: wir haben schon viel zuviel von diesem pornographischen Gift, das die Augen gen Himmel verdreht und dabei das schmutzige kleine Geheimnis kitzelt.

Doch wenn es um das gesunde Liebesgedicht geht, wie etwa ›Mein Schatz ist wie ein Röslein rot‹, dann befinden wir uns auf anderem Boden. Mein Schatz ist nur dann ein Röslein rot, wenn sie nicht eine reine weiße Lilie ist. Heutzutage sind die reinen weißen Lilien ohnehin angekränkelt. Weg mit ihnen und ihrer Liebeslyrik! Weg mit der reinweißen Lilienlyrik und mit der Herrenanekdote! Sie sind Gegenstücke, und das eine ist so sehr Pornographie wie das andre. ›Du bist wie eine Blume‹ ist im Grunde ebenso pornographisch wie eine schweinische Geschichte: das schmutzige kleine Geheimnis wird gekitzelt, und die Augen werden gen Himmel verdreht. Doch wenn Robert Burns als der, der er war, erkannt worden wäre, dann wäre die Liebe vielleicht noch heute wie ein Röslein rot.

Überall der *Circulus vitiosus* der Onanie! Der *Circulus vitiosus* der Selbstbewußtheit, der nie richtig selbstbewußt, nie ganz offen und ehrlich bewußt ist, sondern immer auf dem schmutzigen kleinen Geheimnis herumreitet. Der *Circulus vitiosus* der Verheimlichung – bei Eltern, Lehrern, Freunden und jedermann. Ganz besonders schlimm in der Familie! Die umfassende Verschwörung der Presse, alles zu vertuschen – und gleichzeitig das ewige Kitzeln des schmutzigen kleinen Geheimnisses! Ewige Onanie und ewige Reinheit: ein *Circulus vitiosus*!

Wie kommt man aus ihm heraus? Es gibt nur einen Weg: fort mit dem Geheimnis! Keine Verheimlichung mehr! Der einzige Weg, um dem schrecklichen geistigen Juckreiz ein Ende zu machen, wenn es um Geschlechtliches geht, kann nur der sein, ganz einfach und natürlich damit ans Tageslicht zu kommen. Es ist furchtbar schwierig, denn das Geheimnis ist so abgefeimt wie eine Krabbe. Doch einmal muß ja ein Anfang gemacht werden. Der Mann, der zu seiner widersetzlichen Tochter sagte: »Mein Kind, die einzige Freude, die ich jemals an dir hatte, war die Freude, dich zu zeugen«, ist bereits auf dem besten Wege, um sowohl sie wie sich selbst von dem schmutzigen kleinen Geheimnis zu befreien.

Wie herauskommen aus dem schmutzigen kleinen Geheimnis? Es ist tatsächlich für uns moderne Heimlichtuer äußerst schwierig. Es gelingt nicht, indem man weise und wissenschaftlich wie Dr. Marie Stopes darüber spricht. Obwohl es besser ist, weise und wissenschaftlich darüber zu sprechen, als so gänzlich heuchlerisch wie die grauen Tugendwächter. Doch wenn man die Sache auf ernste und gesetzte Art weise und wissenschaftlich in die Hand nimmt, läuft man Gefahr, das schmutzige kleine Geheimnis zu desinfizieren und das Geschlechtliche entweder durch zuviel Ernst und Gelehrsamkeit abzutöten oder es in Form eines elenden desinfizierten Geheimnisses weitervegetieren zu lassen. Die unselige ›freie und reine Liebe‹ so vieler Menschen, die das schmutzige kleine Geheimnis ans Licht geholt und mit wissenschaftlichen Ausdrücken gründlich desinfiziert haben, spielt sich kläglicher ab als die übliche sogenannte Liebe mit ihrem schmutzigen kleinen Geheimnis. Die Gefahr liegt eben darin, daß man beim Abtöten des schmutzigen kleinen Geheimnisses auch die ganze dynamische Geschlechtlichkeit abtötet und nur einen wissenschaftlichen und vorbedachten Mechanismus übrig behält.

So ergeht es vielen, die in ihrem Geschlechtsleben ernstlich ›frei‹ werden, frei und rein. Sie haben das Geschlechtliche vergeistigt, bis es gar nichts mehr ist, gar nichts mehr als ein geistiges Quantum. Und das Endergebnis ist eine Katastrophe, noch jedesmal eine Katastrophe.

Das gleiche gilt in noch viel höherem Maße für die emanzipierten Bohemiens – und sehr viele junge Menschen sind heute Bohemiens. Doch der Bohemien ist in sexueller Hinsicht ›frei‹. Das schmutzige kleine Geheimnis ist kein Geheimnis für ihn – weder für ihn noch für den weiblichen Teil. Es ist vielmehr ein sehr geräuschvoll erörtertes Thema, und es gibt nichts, was nicht ausgesprochen wird. Alles, was aufgedeckt werden kann, wird aufgedeckt. Und sie handeln ganz nach ihrem Belieben.

Doch was dann? Das schmutzige kleine Geheimnis haben sie offensichtlich getötet, aber sie haben dabei auch alles andere getötet. Daher die schreckliche Freudlosigkeit und Niedergeschlagenheit der modernen Bohemiens und die innere Leere und Freudlosigkeit so vieler junger Menschen von heute. Sie glauben, sie hätten das schmutzige kleine Geheimnis getötet. Nichts mehr von sensationeller Heimlichkeit! Nur etwas Schmutz ist geblieben. Und der Rest ist Niedergeschlagenheit, Trägheit und Mangel an Lebenslust. Denn das Geschlecht ist die Brunnenstube unsres tätigen Lebens, und bei ihnen hat der Brunnen zu fließen aufgehört.

Warum? Aus zwei Gründen. Die Idealisten im Sinne der Marie Stopes und die jungen Bohemiens von heute haben das schmutzige kleine Geheimnis getötet, soweit es ihr persönliches Ich betrifft. Doch gesellschaftlich stehen sie noch immer unter seiner Fuchtel. In der Gesellschaft, in der Presse, in der Literatur, im Film, im Theater und im Rundfunk herrschen unumschränkt die Reinheit und das schmutzige kleine Geheimnis. Zu Hause, am Familientisch, ist es genauso. Wo man auch hingeht, es ist überall das gleiche. Das junge Mädchen und die junge Frau sind durch stillschweigende Übereinkunft rein und jungfräulich und geschlechtslos. *Du bist wie eine Blume!* Dabei weiß das arme Ding ganz genau, daß Blumen, sogar Lilien, durstige gelbe Staubbeutel und eine klebrige Narbe haben, und das bedeutet: Geschlecht, quicklebendiges Geschlecht! Doch in der Vorstellung der Allgemeinheit sind Blumen geschlechtslos, und wenn man einem Mädchen sagt, sie sei wie eine Blume, dann heißt das, sie sei geschlechtslos und soll geschlechtslos sein. Sie selber weiß ganz genau, daß sie nicht geschlechtslos ist und daß sie nicht nur wie eine Blume ist. Aber wie kann sie sich gegen die ihr aufgezwungene, große öffentliche Lüge wehren? Sie kann es nicht. Sie unterliegt, und das schmutzige kleine Geheimnis triumphiert. Sie verliert ihr Interesse am Geschlechtlichen, soweit es die Männer betrifft, doch der *Circulus vitiosus* der Onanie und Selbstbewußtheit kreist sie nur noch schneller ein.

Das wirkt sich im Leben der heutigen Jugend unheilvoll aus. Persönlich und unter sich reden sehr viele, vielleicht die überwiegende Mehrzahl der jungen Menschen von heute ganz offen über das Geschlechtliche; sie haben dem schmutzigen kleinen Geheimnis die Kehle zugedrückt. Und das ist gut und recht. Aber in der Öffentlichkeit und in der Gesellschaft stehen die jungen Leute noch völlig im Schatten der grauen Alten. Die grauen Alten gehören ins vorige Jahrhundert, ins Eunuchenjahrhundert, ins Jahrhundert der glattzüngigen Lüge – ins Jahrhundert, das die Menschlichkeit zerstören wollte: ins neunzehnte Jahrhundert! All unsre Grauen sind Überbleibsel aus jenem Jahrhundert. Und sie beherrschen uns. Sie beherrschen uns mit der scheinheiligen, glattzüngigen Lüge des grauen Lügenjahrhunderts, von dem wir, Gott sei Dank, allmählich wegtreiben. Doch sie beherrschen uns noch immer mit der Lüge, für die Lüge und im Namen der Lüge. Sie sind zu stark und zu zahlreich, die Grauen. Einerlei, was für eine Regierung es ist, es sind lauter graue Überbleibsel vom vorigen Jahrhundert, dem Jahrhundert der glattzüngigen Lügner, dem Jahrhundert der Reinheit und des schmutzigen kleinen Geheimnisses.

Das wäre also der eine Grund für die Niedergeschlagenheit der heutigen Jugend: die öffentliche Herrschaft der glattzüngigen Lüge, der Reinheit und des schmutzigen kleinen Geheimnisses, mit denen sie für sich persönlich aufgeräumt haben. Nachdem sie einen guten Teil der Lüge in ihrem Privatleben getötet haben, sind die Jungen doch immer noch in der großen öffentlichen Lüge der Grauen eingekreist und eingekerkert. Daher die Exzesse, die Übertreibungen, die Hysterie und dann die Schwäche, die Kraftlosigkeit und die bemitleidenswerte Dummheit der modernen Jugend. Sie stecken alle in einer Art Gefängnis, dem Gefängnis einer großen Lüge, in einer Gesellschaft von ältlichen Lügnern. Und das ist einer der Gründe, und vielleicht der wichtigste, weshalb bei den jungen Leuten der Quell des Geschlechtlichen versiegt und die wahre Lebenskraft schwindet. Sie stecken im Gefängnis einer Lüge, und der Quell des Geschlechtlichen versiegt.

Der zweite Grund, weshalb der Quell des Geschlechtlichen versiegt, ist natürlich der, daß die jungen Leute trotz ihrer Emanzipation noch immer im *Circulus vitiosus* der ichbetonten Onanie stecken. Wenn sie zu entkommen versuchen, werden sie von den Gefängnismauern der öffentlichen Lüge – Reinheit und schmutziges kleines Geheimnis – zurückgeworfen. Die emanzipierten Bohemiens, die am lautesten angeben, wenn von geschlechtlichen Dingen die Rede ist, sind doch noch völlig ichbetont und stecken im narzißtischen *Circulus vitiosus* der Onanie. Vielleicht besitzen sie sogar weniger Geschlechtlichkeit als die Grauen. Das ganze Problem ist ihnen ins Gehirn getrieben worden. Für das schmutzige kleine Geheimnis ist nicht einmal der kleinste Schlupfwinkel übrig geblieben. Ihre Geschlechtlichkeit ist intellektueller als ihre Mathematik, und als Geschöpfe von Fleisch und Blut sind sie genausowenig vorhanden wie Gespenster. Der moderne Bohemien ist tatsächlich eine Art Gespenst, nicht einmal ein Narziß, nur das Bild eines Narziß, das die Gesichter der Zuhörer widerspiegelt. Das schmutzige kleine Geheimnis ist sehr schwer umzubringen. Tausendmal kann man es öffentlich zu Tode befördern, und verstohlen wie eine Krabbe taucht es unter dem überschwemmten Felsen der Persönlichkeit wieder auf. Die Franzosen, die angeblich so frei sind in geschlechtlichen Dingen, könnten vielleicht die letzten sein, die das schmutzige kleine Geheimnis erledigen. Vielleicht wollen sie es gar nicht. Durch bloßes Anprangern gelingt es jedenfalls nicht.

Man kann in der Öffentlichkeit noch so laut mit der Geschlechtlichkeit angeben, das schmutzige kleine Geheimnis kann man nicht umbringen. Man kann alle Romane Marcel Prousts lesen, in denen sich auch die kleinste Einzelheit findet – aber das schmutzige kleine Geheimnis kann man dadurch nicht umbringen. Höchstens macht man es noch hinterlistiger. Man kann sogar in einen Zustand äußerster Gleichgültigkeit und mangelnder sexueller Reaktionsfähigkeit geraten, ohne jemals das schmutzige kleine Geheimnis zu töten. Oder wenn wir der leichtfertigste und verliebteste kleine Don Juan unsrer Zeit wären, bildete doch das schmutzige kleine Geheimnis den Kern unsres Denkens. Das heißt, wir wären immer noch im selbstsüchtigen *Circulus vitiosus* der Onanie gefangen. Und gerade die hochtrabendsten, geschlechtlich emanzipierten jungen Menschen von heute sind so sehr in diesen *Circulus vitiosus* eingeschlossen, daß es sich verhängnisvoll und nervenzerrüttend auswirkt. Ja, sie wollen gar nicht mehr ausbrechen, denn es ist nichts von ihnen übrig geblieben, was ausbrechen könnte.

Aber bestimmt gibt es Menschen, die gern aus diesem furchtbaren Ichgefängnis ausbrechen möchten. Heutzutage ist beinah jeder ichbetont und in seinem Selbstgefühl eingekerkert. Es ist die großartige Auswirkung des schmutzigen kleinen Geheimnisses. Aber ein paar Leute wollen bestimmt diesem Verhängnis entgehen, das ja das Verhängnis unsrer Zivilisation ist. Bestimmt gibt es eine stolze Minderheit, die sich ein für allemal des schmutzigen kleinen Geheimnisses entledigen möchte.

Um das zu erreichen, müßten zunächst die sentimentale Lüge der Reinheit und das schmutzige kleine Geheimnis überall bekämpft werden, wo man sie antrifft – in einem selber und in der Welt. Bekämpfen wir die große Lüge des neunzehnten Jahrhunderts, die unser Geschlecht und unsre Knochen verseucht hat! Das bedeutet, mit fast jedem Atemzug zu kämpfen, denn die Lüge ist allgegenwärtig.

Zweitens müssen wir bei diesem Abenteuer bis an die Grenzen unsres Selbst vordringen und etwas anerkennen, das größer ist als wir. Wir müssen so selbstbewußt sein, daß wir unsre eigenen Grenzen erkennen und wissen, was über uns hinausgeht. Was über uns hinausgeht, ist der Drang des wahren Lebens in uns selbst, und dieses Leben drängt uns dazu, uns selbst zu vergessen und dem sich eben regenden, noch kaum geborenen Impuls nachzugeben, der die ungeheure Lüge der Welt zerschlagen und eine neue Welt schaffen will. Wenn unser Leben nur in einem *Circulus vitiosus* der Ichbefangenheit und der onanistischen Selbstbewußtheit weitergehen soll, hat es keinen Wert für uns. Wenn mein Leben als Individuum in der riesigen korrupten Lüge der modernen Gesellschaft eingekerkert sein soll, dann hat es nicht viel Wert für mich. Die Freiheit ist etwas sehr Konkretes, und vor allem bedeutet sie: Freisein von Lügen. Zunächst bedeutet sie das Freisein von mir selber, von der Lüge meines Selbst, von der Lüge meiner ungeheuren Wichtigkeit, auch soweit es mich betrifft. Es ist das Freisein von dem ichbefangenen, onanierenden Ding, das ich bin und das in sich selbst gefangen ist. Und zweitens bedeutet sie Freiheit von der großen Lüge der Gesellschaft, von der Lüge der Reinheit und vom schmutzigen kleinen Geheimnis. Alle andern ungeheuerlichen Lügen lauern unter dem Mantel dieser einen primären Lüge. Die ungeheuerliche Lüge des Geldes lauert unter dem Mantel der Reinheit. Tötet die Reinheitslüge, und die Geldlüge steht wehrlos da!

Wir müssen hinreichend bewußt und selbstbewußt sein, um unsre Grenzen zu kennen und um des höheren Lebensdranges in uns und über uns hinaus innezuwerden. Dann geben wir es auf, in erster Linie an uns selbst interessiert zu sein. Dann lernen wir, uns in Ruhe zu lassen, und zwar in sämtlichen Affektzentren, und in keiner Weise unsre Gefühle zu erzwingen und nie unsre Geschlechtlichkeit zu zwingen. Dann können wir, nachdem die innere Lüge besiegt wurde, zum Angriff auf die äußere Lüge übergehen. Das ist Freiheit und der Kampf um die Freiheit.

Die größte Lüge in der heutigen Welt ist die Reinheitslüge. Die aus dem neunzehnten Jahrhundert noch übrig gebliebenen Grauen sind die Vorkämpfer dieser Lüge. Sie herrschen in der Gesellschaft, in der Presse und in der Literatur, kurzum: überall. Und selbstverständlich läuft der große Pöbelhaufen der Öffentlichkeit hinter ihnen drein.

Das bedeutet natürlich einerseits die ständige Zensur all dessen, was gegen die Reinheitslüge und gegen das schmutzige kleine Geheimnis kämpfen will, und andrerseits die dauernde Ermutigung dessen, was man als erlaubte Pornographie bezeichnen könnte: Pornographie nämlich, die ›rein‹ ist, die aber das schmutzige kleine Geheimnis unter der feinen Unterwäsche kitzelt. Die Grauen werden weiterhin eine Sintflut schwer faßbarer Pornographie durchlassen und empfehlen – und jedes offene Wort unterdrücken.

Gesetze sind bloße Theorie. In einem Artikel über die ›Zensur von Büchern‹ schreibt Viscount Brentford, der ehemalige Kultusminister, in der Zeitschrift ›Das neunzehnte Jahrhundert‹: »Man bedenke, daß die Veröffentlichung eines obszönen Buches, der Vertrieb einer obszönen Postkarte oder einer pornographischen Photographie samt und sonders Vergehen gegen das Gesetz sind, und der Staatssekretär, der die höchste Instanz für eine klare und eindeutige Aufrechterhaltung von Gesetz und Ordnung ist, kann bei der Ausübung seiner Pflicht keine Unterscheidungen zwischen dem einen und dem andern Vergehen machen.«

So schließt er, *ex cathedra* und unfehlbar. Aber knappe zehn Zeilen davor hatte er geschrieben: »Wenn das Gesetz bis zu seiner letzten logischen Folgerung ausgelegt würde, dann könnten, das gebe ich zu, Druck und Veröffentlichung von Büchern wie das Dekameron, Benvenuto Cellinis Autobiographie und Tausendundeine Nacht Gegenstand eines Gerichtsverfahrens bilden. Doch die endgültige Sanktion jeden Gesetzes ist die öffentliche Meinung, und ich bin überzeugt, daß eine Strafverfolgung von Büchern, die seit vielen Jahrhunderten in Umlauf sind, keine Unterstützung bei der Öffentlichkeit finden würde.«

Ein Hoch also auf die öffentliche Meinung! Es ist nichts weiter nötig, als daß noch ein paar Jahre verstreichen. Aber nun sehen wir, daß der Staatssekretär bei der klaren und eindeutigen Ausübung seiner Pflicht doch Unterscheidungen macht und es sogar ganz schlicht und offen zugibt. Und was ist die öffentliche Meinung? Einfach weitere Lügen von seiten der Grauen. Wenn sie es wagten, würden sie Cellinis Autobiographie schon morgen verbieten. Aber sie würden sich zum Gelächter machen, denn die Tradition stützt Cellini. Es ist also gar nicht die öffentliche Meinung: es sind die Grauen, die sich scheuen, noch dummer dazustehen. Der Fall liegt jedoch ganz einfach: würden die Grauen von der breiten Öffentlichkeit unterstützt werden, dann würden sie jedes neue Buch, das die glattzüngige Lüge des neunzehnten Jahrhunderts anprangert, schon bei Erscheinen verbieten. Aber die Grauen mögen sich hüten! Die breite Öffentlichkeit ist heutzutage sehr wetterwendisch und liebt die Grauen mit ihrer alten Lüge längst nicht mehr so wie früher. Und es gibt ja noch ein anderes Publikum, die kleine Minderheit, die sowohl die Lüge wie auch die Grauen haßt, welche die Lüge am Leben erhalten – ein Publikum, das seine eigenen dynamischen Ideen über Pornographie und Obszönität hat. Man kann nicht alle Menschen allezeit zum Narren halten, auch nicht mit Lügen über Reinheit und mit einem schmutzigen kleinen Geheimnis.

Und diese Minderheit weiß ganz genau, daß die Bücher vieler zeitgenössischer Schriftsteller, bedeutender und mittelmäßiger, viel pornographischer als die lebensprühenden Geschichten im Dekameron sind, weil sie das schmutzige kleine Geheimnis kitzeln und zu heimlicher Onanie aufreizen, was der gesunde Boccaccio niemals tut. Und die Minderheit weiß auch sehr gut, daß selbst die obszönste Malerei auf einer griechischen Vase (›Du ewig unberührte Braut der Stille‹) nicht so pornographisch ist wie die Küsserei in Großaufnahmen, welche Männer und Frauen zu heimlicher, partnerloser Onanie aufreizt.

Vielleicht wird eines Tages sogar die breite Öffentlichkeit den Wunsch spüren, der Sache ins Gesicht zu sehen und sich selber vom Unterschied zwischen der heimtückischen Onanie-Pornographie in der Presse, im Film und in der modernen populären Literatur einerseits und den schöpferischen Darstellungen des Geschlechtstriebs andrerseits zu überzeugen, wie wir sie bei Boccaccio und den Bildern griechischer Vasen oder in der pompejanischen Kunst finden und die zu unsrer Selbsterfüllung notwendig sind.

Wie die Dinge heute liegen, denkt das Publikum über diesen Punkt so verworren, daß es fast idiotisch erscheint. Als die Polizisten in meiner Bilderausstellung eine Razzia vornahmen, wußten sie überhaupt nicht, welche Bilder sie beschlagnahmen sollten. Daher beschlagnahmten sie einfach jedes Bild, auf dem das kleinste bißchen Geschlecht von Männern oder Frauen zu sehen war. Ohne Rücksicht auf das Sujet und den Sinn oder sonst etwas würden diese zartbesaiteten Polizisten in einer Bilderausstellung alles dulden, alles außer dem realistischen Anblick eines Bruchteils der menschlichen Schamgegend. Das ist der Test der Polizei. Das Aufkleben einer Briefmarke – besonders einer grünen, die als Feigenblatt gedeutet werden kann – wäre in den meisten Fällen ausreichend, um die öffentliche Meinung zufriedenzustellen.

Es ist – wir können es nur wiederholen – ein Zustand allgemeiner Verblödung. Und wenn die Lüge, das schmutzige kleine Geheimnis und die Reinheit betreffend, noch viel länger am Leben erhalten wird, dann wird die große Menge wirklich zu Idioten, und zu gefährlichen Idioten obendrein. Denn das Publikum besteht aus Individuen, und jedes Individuum hat Geschlecht und hat seine Wesensmitte im Geschlecht. Wenn man aber jedes Individuum mit Reinheitslügen und schmutzigen kleinen Geheimnissen ins Gefängnis der partnerlosen Onanie treibt und darin festhält, dann führt man einen Zustand allgemeiner Verblödung herbei. Denn die partnerlose Onanie erzeugt Idioten. Vielleicht werden wir, wenn wir erst einmal alle Idioten sind, es gar nicht wissen. Aber Gott behüte uns davor!

(1929)

Sich-Lieben mit Musikbegleitung

Tanzen ist für mich nichts weiter als Sich-Lieben mit Musikbegleitung«, sagte Romeo.

»Deshalb willst du vermutlich nie mit mir tanzen«, erwiderte Julia.

»Ja, weißt du, du hast ein bißchen zuviel von einer Individualistin an dir.«

Es ist merkwürdig, aber die Ideen der einen Generation werden zu Instinkten der folgenden Generation. Wir alle sind in hohem Maße die verkörperten Ideen unsrer Großmütter und verhalten uns auch so, ohne es zu wissen. Seltsam, daß die Verpfropfung so rasch vor sich geht, aber anscheinend ist es so. Wenn die Ideen rasch wechseln, folgt bei der Menschheit eine entsprechend rasche Veränderung. Wir werden, was wir denken. Schlimmer noch, wir sind geworden, was unsre Großmütter gedacht haben. Und unsre Kindeskinder werden zu den bedauerlichen Gebilden, die wir denken. Und das ist, psychologisch gesehen, die Heimsuchung der Sünden der Väter an den Kindern. Denn wir werden nicht bloß zu all den edlen und schönen Gedanken unsrer Großmütter. Leider nein! Wir sind die Verkörperung der kräftigsten Ideen unsrer Erzeuger, und diese Ideen sind meistens geheime, die nicht in der Öffentlichkeit zugegeben, sondern die als Instinkte, als Verhaltensdynamik auf die dritte und vierte Generation übertragen werden. Bedauernswert das Ding, über dem unsre Großmütter insgeheim grübelten und das sie insgeheim verwirklichen wollten: wir sind das Ergebnis!

Was wünschten und was wollten sie? Eins ist sicher: sie wünschten mit Musikbegleitung geliebt zu werden. Sie wünschten sich, der Mann möge nicht ein grobes Vieh sein, das auf sein Ziel losspringt – und basta! Sie wünschten sich, daß himmlische Klänge ertönten, während er ihre Hand hielt, und daß eine neue Melodie erblühte, während er ihr den Arm um die Hüften legte. Die Musik sollte in unendlichen Variationen weiterwogen, von einer Stufe des Sich-Liebens zur nächsten, in einem köstlichen Tanz, beiderlei Geschehen unentwirrbar, die beiden Menschenwesen gleichermaßen.

Und enden sollte es natürlich *vor* der sogenannten Vollziehung, die für unsre Großmütter in ihrem Traum und deshalb für uns in der Wirklichkeit ›der große Fall‹ ist. Nicht eine Vollziehung, sondern ein demütigender Fall.

Das ist der sogenannte Liebesakt, das eigentliche Kerngehäuse des Zankapfels: ein demütigender Fall. Der Zankapfel heißt natürlich Sex. Sex ist ganz bezaubernd und entzückend, solange man sich mit Musikbegleitung liebt und im Twostep mit Shelley auf Wolken wandelt. Doch zuletzt bei der grotesken, banalen Kapitulation anlangen: nein, nein! Oh, nicht doch, Sir!

Selbst ein Mann wie Maupassant, ein offensichtlicher Sex-Fanatiker, sagt das gleiche, und Maupassant ist Großvater oder Urgroßvater von sehr vielen unter uns. Mit dem Begattungsakt, sagt er, hat der Schöpfer zweifellos einen zynischen Scherz mit uns getrieben. All die schönen und edlen Liebesgefühle in uns zu erschaffen und die Nachtigall und sämtliche himmlische Sphären singen lassen, nur, um uns dann in diese groteske Stellung zu schleudern, in der wir den demütigenden Akt vollziehen – das ist ein zynischer Streich, der nicht eines wohlmeinenden Schöpfers, sondern eines spottenden Dämons würdig ist.

Der arme Maupassant! Das ist der Schlüssel zu seiner eigenen Katastrophe. Er wollte Liebe mit Musikbegleitung. Und er sah wutentbrannt ein, daß man sich nicht mit Musikbegleitung paaren kann. Daher entzweite er sich mit sich selbst und verwünschte angewidert seine Augen – um sich dann erst recht zu paaren.

Wir aber, seine Enkel, sind gewitzter. Der Mann *muß* mit Musikbegleitung lieben, und die Frau *will* mit Musikbegleitung geliebt werden, mit Saiteninstrumenten und Saxophonen. Es ist ein inneres Bedürfnis. Denn unsre Großväter und besonders unsre Urgroßväter ließen bei ihren Paarungen die Musik unnachsichtlich ausfallen. Und jetzt lassen wir bei unsern musikalischen Liebeleien unnachsichtig den Geschlechtsakt ausfallen. Wir müssen mit Musik lieben: es ist der Traum unsrer Großmütter, der in uns zu einem inneren Bedürfnis wurde, zu einem unbewußten, zwingenden Motiv. Man lasse also jenen Teil weg, und das Problem ist gelöst.

Die beliebten modernen Tänze sind alles andre als ›sexy‹, sondern ausgesprochen anti-sexy. Doch auch hier müssen wir wieder zu unterscheiden wissen. Wir sollten sagen, daß der moderne Jazz und der Tango und der Charleston nicht im geringsten zur Paarung anregen, sondern in direktem Gegensatz dazu stehen. Deshalb ist es der reinste Unsinn, wenn die Kirche gegen das ›Lieben mit Musikbegleitung‹ wettert. Denn die Kirche und die Gesellschaft im allgemeinen sind nicht ausgesprochen feindlich gegen Sex eingestellt. Es wäre lächerlich, denn Sex ist ein so weiter und allumfassender Begriff, daß man sogar die religiöse Leidenschaft als in hohem Maße sexuell bezeichnen kann. Jedoch ›sublimiert‹, wie man so schön sagt. Das ist nämlich das großartige Rezept für das Sex-Problem: ›Mußt es einfach sublimieren!‹ Stellt euch vor, daß Quecksilber erhitzt wird und in unheimlichen, leicht giftigen Dämpfen verpufft, anstatt heftig zusammenzurollen und zu verschmelzen, und ihr habt genau den gleichen Vorgang: sublimieren! Lieben mit Musikbegleitung! Die Moral hat gegen sublimierten Sex wirklich keinen Streit auszufechten. Die meisten ›anständigen‹ Dinge sind ›sublimierter Sex‹. Was die Moral verabscheut, was die Kirche verabscheut, was die moderne Menschheit verabscheut – und was ist denn schließlich ›Moral‹, wenn nicht der instinktive Widerwille einer Mehrheit? –, ist eben die Paarung. Besonders die modernen Jugendlichen haben einfach eine instinktive Abneigung gegen die Paarung. Sie lieben Sex. Doch insgeheim ekeln sie sich vor der Paarung, selbst wenn sie damit herumspielen. Und was das Herumspielen betrifft: was sonst sollen sie tun, da ihnen das Spielzeug ja gegeben wurde? Aber sie mögen es nicht. Sie betreiben es nur mit einer Art Bosheit, die gegen sie selbst gerichtet ist. Und sie wenden sich voller Ekel und Erleichterung davon ab, von diesem bettlägerigen Akt, um sich lieber wieder mit Musikbegleitung zu lieben.

Und das ist auch wirklich alles nur zu ihrem Besten. Wenn die jungen Menschen die Paarung nicht mögen, dann kann ihnen nichts passieren. Und was die Ehe betrifft – oh, da heiraten sie (entsprechend dem Traum ihrer Großmütter) aus ganz andern Gründen. Unsre

Großväter und unsre Urgroßväter heirateten plump und ›unmusikalisch‹ um der Paarung willen. Das war der Tatbestand. Der Traum drehte sich daher ganz und gar um Musik. Der Traum war das Paaren zweier Seelen zur leisen Sphärenmusik der Seraphim. Wir, die dritte und vierte Generation, sind der fleischgewordene Traum. Sie träumten von einer Ehe, bei der alles Ordinäre, soll heißen die Paarung, weggelassen würde und nur die reine Harmonie der Gleichgestimmtheit und der innigen Kameradschaft übrigbliebe. Und die Jungen von heute verwirklichen diesen Traum. Sie heiraten: sie paaren sich auf eine oberflächliche und halb angewiderte Art, nur um zu zeigen, daß sie es können. Und deshalb bekommen sie Kinder. Doch die Ehe ist auf Musik gestimmt: das Grammophon und das Radio orchestrieren jeden kleinen häuslichen Akt und erhalten den Jazz ehelichen Glücks am Leben – ein Glück der Kameradschaft, Gleichgestimmtheit, Duldsamkeit und des beiderseitigen Anteils an allem, was das verheiratete Paar gemeinsam hat. Eheleben, in Musik gesetzt! Die abgenutzte alte Schlange in diesem musikalischen Paradiesgarten der Häuslichkeit ist der letzte schwache Trieb zur Paarung, der das verheiratete Paar mit seinen beiderseitigen langweiligen organischen Unterschieden zusammenprallen läßt und sie daran hindert, zu Zwillingsseelen in beinah identischen Körpern zu werden. Doch wir sind weise und lernen bald, den demütigenden Akt gänzlich wegzulassen. Es ist die alleinige Weisheit.

»Wir sind von solcher Art, wie unsrer Großmütter Träume waren, und unser kleines Leben wird von einer Musikkapelle umschlossen.«

Und wenn man nun den modernen Tänzern zuschaut, die sich in einem Tanzsaal ›mit Musikbegleitung lieben‹, dann fragt man sich: ›Was für eine Art Tänze werden unsre Kindeskinder tanzen?‹ Unsre Großmütter tanzten Quadrille und Lancier, und der Walzer kam ihnen schon fast unanständig vor. Unsre Urgroßmütter tanzten Menuett und Galopp und wilde und stürmische Ländler, die das Blut in Wallung brachten und den Mann mehr und mehr der Paarung zutrieben.

Doch siehe da! Sogar während unsre Urgroßmutter im Tanz herumgewirbelt wurde, träumte sie von sanfter, schmelzender Musik und von den Armen des ›Richtigen‹ und der schmelzenden und schwebenden Übereinstimmung mit diesem einen höheren Wesen, das nie so plump mit ihr dem Bett und der Paarung entgegenstürmen, sondern immer und ewig mit ihr weiterschweben würde, durch unbestimmte, wohltönende Traumstraßen, sie ewig liebend zu ewiger Musik und den unseligen, musikfeindlichen Schlußpunkt der Paarung, das endgültige Ende, gänzlich weglassend.

Solchermaßen träumte sie, unsre Urgroßmutter, während sie, ›die rechte Hand, die linke Hand‹, im derben Tanz herumgeschleudert und dem Bett und dem stürmischen *bête à deux dos* entgegengestoßen und entgegengehetzt wurde. Sie träumte von Männern, die ganz leibgewordene Seele waren und nicht ermüdende und grobe Mannsbilder und Herren und Gebieter. Sie träumte von dem ›Richtigen‹, der alle Männer in einem verkörperte, universell und jenseits von engem Individualismus.

Und deshalb wird jetzt die Urenkelin von allen Männern geliebt, als wäre es ein einziger. Mit Musikbegleitung wird sie von allen Männern geliebt, als wär's ein einziger Mann, und sie schwebt in den Armen nicht eines Individuums, sondern der modernen Gattung Mann dahin. Es ist wundervoll! Und der moderne Mann liebt alle Frauen zur Musikbegleitung, als wär's eine einzige Frau. Alle Frauen, als wär's eine! Es ist fast wie bei Baudelaire, der die gewaltigen Hüften der Dame Natur umarmte – nur daß jener Traum unsres Urgroßvaters noch zu sehr Paarung ist, wenn auch eine all-umarmende.

Doch was ist das für ein Traum, der auf dem Seelengrund der modernen jungen Frau schimmert, während sie zur Musik über den Tanzboden schwebt, sie im Arm der Gattung Mann oder – wie beim Charleston – ihm gegenüber, wackelnd? Wenn sie zufrieden ist, dann ist kein Traum da. Aber eine Frau ist nie zufrieden. Wenn sie zufrieden wäre, dann würden der Charleston und der Black Bottom nicht den Tango verdrängen.

Sie ist nicht zufrieden. Sie ist sogar – am Morgen nach der voraufgegangenen Nacht – noch weniger zufrieden als ihre Urgroßmutter, die durch Paarungs-Courtoisie bestürmt worden war. Ja, sie ist noch weniger zufrieden, und deshalb ist ihr Traum, obwohl er noch nicht bis ins Bewußtsein aufgestiegen ist, sogar noch gieriger und noch verderblicher.

Was für einen Traum hegt sie, die schlanke junge Dame, die keine Zwanzig ist und abwechselnd Twostep und Black Bottom tanzt? Wie kann ihr Traum geartet sein? Denn wie ihr Traum ist, so werden ihre Kinder sein, ihre und meine Kinder oder Kindeskinder. Er ist das absolute Ovum der zukünftigen Seele, gleichwie mein Traum das Sperma ist.

Es blieb ihr nicht viel übrig, wovon sie träumen

könnte, denn was auch immer sie haben möchte, kann sie haben. Alle Männer oder keinen Mann, diesen Mann oder jenen, sie hat die freie Wahl, denn sie hat keinen Herrn und Gebieter. Die endlosen Traumstraßen der Musik hinabschwebend, in nie endender Liebe ewig geliebt werdend: auch das hat sie. Falls sie, in einer Sackgasse angelangt, zur Paarung getrieben werden möchte, kann sie auch das haben – nur um zu beweisen, wie affig die ganze Sache ist und was für ein Herumirren in der Sackgasse.

Nichts wird ihr verweigert, daher bleibt ihr nichts zu wünschen. Und ohne Wünsche erlahmen sogar die Träume. Lahme Träume! Vielleicht hat sie lahme Träume und wünscht sich als letzten aller Wünsche, überhaupt keine Träume zu haben.

Doch solange das Leben währt und eine Frage des Schlafens und Wachens ist, ist das der eine Wunsch, der nie gewährt wird. Vor Träumen kann kein Mensch sich je retten, weder Mann noch Frau. Sogar ›die kleine Blondine, die von den Gentlemen bevorzugt wird‹, hat irgendwo einen Traum, auch wenn sie und wir ihn nicht kennen. Sogar einen Traum, der über Smaragde und Dollars hinausgeht.

Aber was für einen? Wie sieht der lahme und verschüttete Traum der Dame aus? Was immer er ist, sie wird ihn nicht kennen: erst, wenn jemand ihn ihr erzählt hat, und dann wird sie ihn allmählich und nach sehr langer und trotziger Ablehnung anerkennen, und er wird in ihren Schoß eingehen.

Ich selber weiß nicht, was für einen Traum die zarte Dame haben könnte. Doch auf eins könnt ihr euch verlassen: er wird sich sehr von der gegenwärtigen Realität unterscheiden. Traum und Realität: ein ewiges Widerspiel. Folglich wird der Traum, einerlei, was er sein mag, jedenfalls nicht ›Liebe mit Musikbegleitung‹ sein. Er wird etwas anderes sein.

Vielleicht wird er das Wiederaufgreifen eines Traumes sein, der einmal in der Menschheit begann und nie endete, weil er sich nie völlig entfaltete. Dieser Gedanke kam mir plötzlich, als ich die Überreste der Malereien auf den Wänden der etruskischen Gräber in Tarquinia betrachtete. Dort tanzen die gemalten Frauen in ihren durchsichtigen Leinengewändern mit den schweren bunten Bordüren nackten Männern gegenüber in einer prachtvollen Ungezwungenheit, die keineswegs hemmungslos ist. Sie künden von großer Schönheit, wie von einem Leben, das nicht aufgehört hat. Der Tanz ist griechisch, wenn man so will, jedoch nicht in sich vollendet, wie es die griechischen Tänze sind. Die Schönheit ist gewissermaßen nicht so rein wie die griechische Schönheit, doch ist sie dafür großzügiger und nicht so beengt. Und es fehlt auch jene Spur von Abstraktion und Unmenschlichkeit, die allem griechischen Ausdruck unterliegt: der Wille zur Tragik.

Die Etrusker waren anscheinend – wenigstens bevor die Römer sie überwältigten – nicht ins Tragische verstrickt, wie es die Griechen von Anbeginn waren. Anscheinend war ihnen eine besondere, großzügige Sorglosigkeit eigen, etwas sehr Menschliches, und nicht moralisierend. Soweit man es beurteilen kann, erklärten sie nie: gewisse Handlungen sind unmoralisch, einfach weil wir es sagen! Anscheinend hatten sie einen ausgeprägten Hang, das Leben ganz offen als etwas Erfreuliches hinzunehmen. Sogar der Tod war für sie ein heiteres und lebensprühendes Ereignis.

Die Moralprediger werden entgegnen: Dafür hat das

göttliche Gesetz sie ausgetilgt. Die Antwort darauf lautet: Das göttliche Gesetz tilgt früher oder später alles aus, sogar sich selbst. Und wenn die zerstörerische Macht der alles niedertrampelnden Römer mit dem göttlichen Gesetz identifiziert werden soll, dann bleibt mir nichts weiter übrig, als zu einer andern Gottheit aufzublicken.

Nein, ich glaube vielmehr, daß der ungeborene Traum auf dem Seelengrund der kurzhaarigen, modernen jungen Dame meine junge Etruskerin ist, die mit solcher Ungezwungenheit ihrem nackten jungen Mann gegenübersteht, während er kraftvoll zum Klang der Doppelflöte tanzt. Beide sind erregt vom Tanz, der gleichzeitig schwer und leicht und durchaus nicht gegen die Paarung ist, aber auch nicht darauf zustürmt.

Das war eben auch so nett bei den Etruskern: überall war ein Phallus-Symbol, daher war jedermann daran gewöhnt, und alle brachten ihm – als dem Quell der Inspiration – ihre kleinen Opfergaben dar. Da er ein Teil des Alltagslebens war, bestand keine Notwendigkeit, sich, wie wir es zu tun geneigt sind, deswegen Kopfschmerzen zu machen.

Und offensichtlich gingen die Männer, zumindest die männlichen Sklaven, fröhlich und sorgenfrei ohne irgendwelche Kleidung umher, und weil sie eine schöne braune Hautfarbe hatten, trugen sie ihre Haut als Livree. Und die etruskischen Damen stießen sich nicht daran. Warum sollten sie? Wir stoßen uns ja auch nicht an einer nackten Kuh, und wir sehen einstweilen noch davon ab, unsern Schoßhündchen Hosen oder Unterröcke anzuziehen – ein wahres Wunder, aber schließlich ist die Freiheit unser Ideal. Wenn daher der Sklave, welcher der tanzenden Dame fröhlich auf seiner Flöte zum Tanz aufspielte, splitternackt war, und wenn ihr Partner dreiviertel nackt war, und wenn sie selbst die Durchsichtigkeit in Person war, dann stieß sich eben niemand dran. Da war nichts, vor dem man zurückschreckte, und alle Freude galt dem Tanz.

So steht es also mit der herrlichen Eigenart des etruskischen Tanzes! Sie lieben sich weder mit Musikbegleitung, um die Paarung zu vermeiden, noch stürzen sie sich mit Pauken und Trompeten auf die Paarung. Sie tanzen einfach einen Tanz mit dem Lebenselixier. Und wenn sie dem Steinphallus an der Tür eine kleine Opfergabe darbringen, dann deshalb, weil jemand, der voller Leben ist, tausend Möglichkeiten vor sich hat – und der Phallus verleiht Leben. Und wenn sie an der Pforte eines Frauengrabes dem seltsamen Torbogen des weiblichen Symbols eine Opfergabe darbringen, dann deshalb, weil auch der Schoß der Brunnen des Lebens und damit ein wunderbarer Springquell tänzerischer Rhythmen ist.

Es ist unsre Schuld, daß der Tanz sich jetzt auf zwei Rhythmen beschränkt: entweder stürmt man der Paarung entgegen, oder man gleitet und schwankt und wackelt, um sie zu vermeiden. Es ist selbstredend lächerlich, sich mit Musik zu lieben und bei Musik geliebt zu werden. Zur Musik sollte getanzt werden! Und die moderne junge Frau spürt das auch in ihrem tiefsten Herzen.

Zur Musik sollte man tanzen und tanzend tanzen. Die junge Etruskerin ist noch fröhlich dabei – nach zweitausendfünfhundert Jahren! Sie liebt nicht zur Musik, und auch ihr Partner nicht, der dunkelgliedrige Jüngling. Sie verwirklicht im Tanz ihre ganze Seele, nachdem sie einerseits dem lebenspendenden Phallus des Mannes und andrerseits dem zugesperrten Schoß-Symbol der Frau eine Opfergabe dargebracht hat und nun mit beiden auf gutem Fuße steht. Deshalb ist sie jetzt ganz heiter und tanzt selber als ein wahrer Brunnen von Rhythmus und Leben, und der junge Mann ihr gegenüber tanzt selber auf die gleiche Art, als Widerspiel und Gegengewicht, und nichts als die Doppelflöte beschwingt ihre nackten Fersen.

Und ich glaube, daß eben das der Traum unsres rührenden, die Musik meidenden jungen Mädchens von heute ist oder sein wird: der Wesenskern ihrer Kindeskinder bis in die dritte und vierte Generation.

(1936)

Frauen sind so selbstsicher

Mein Schicksal hat mich zwischen selbstsichere Frauen gestellt. Vielleicht spielt es sich so ab: wenn der Mann an sich zu zweifeln beginnt, dann entwickelt sich bei der Frau, die ein nettes und freundliches Weibchen sein sollte, statt dessen eine störrische männliche Selbstsicherheit. Feste Überzeugungen erwachen in ihr – oder sie greift sie irgendwo auf. Und das wird schlimm für jedermann.

Bei mir begann es mit meiner Mutter. Von einigen Dingen war sie eisern überzeugt: zum Beispiel, daß ein Mann nie Bier trinken sollte. Diese Überzeugung bildete sich natürlich auf Grund der Tatsache heraus, daß mein Vater Bier trank. Manchmal trank er zuviel. Und manchmal vertrank er das Geld, das für seine junge Familie nötig war. Daher wurde bei meiner Mutter das Biertrinken zur Todsünde. Keine andere Sünde war so schändlich! So aufreizend! Es ging ihr wie dem Stier vor dem roten Tuch. Wenn mein Vater beschwipst nach Hause kam, sah sie rot.

Wir lieben Kinder wurden also dazu erzogen, nie und nimmer dieser Sünde anheimzufallen. Wir wurden zur *Band of Hope* geschickt, und dort wurden uns herzzerreißende Geschichten über die Trunksucht erzählt. Wir weinten bitterlich wegen des heldenhaften Jünglings, der das Abstinenzlergelübde abgelegt und geschworen hatte, niemals Alkohol anzurühren oder zu sich zu nehmen, und der die Zähne zusammenbiß, als seine grausamen Kameraden ihm Bier in die Kehle gießen wollten: doch o weh, er hatte einen Vorderzahn verloren, und durch die Zahnlücke tröpfelte das Bier in seinen Hals, und er starb an gebrochenem Herzen.

Meine Mutter, die eigentlich viel Sinn für Humor hatte, blickte ernst und streng drein, als wir diese schreckliche Geschichte berichteten. Und wir wurden unerbittlich weiter zur *Band of Hope* geschickt.

Die Jahre vergingen. Aus den Kindern wurden junge Männer. Es zeigte sich, daß meiner Mutter Söhne nicht durchs Bierseidel in die Hölle fahren würden. Sie machten sich nicht viel aus Bier. Meine Mutter atmete auf. Sie sah mir sogar vergnügt zu, wenn ich zum Abendbrot ein Glas Dünnbier trank – einst ihr verhaßtester Feind. Jetzt war keine Schlange mehr im Glas: trink nur zu, trink nur zu!

»Aber Mutter, wenn es dir nichts ausmacht, daß ich einen Schluck Bier trinke, warum hast du dich dann so wegen Vater aufgeregt?«

»Du weißt eben nicht, was ich durchmachen mußte.«

»Doch, das weiß ich. Aber du hast es zu einer Sünde, zu etwas Grauenvollem gestempelt. Du hast uns das Leben mit dem Schreckgespenst Alkohol vergällt. Du warst so überzeugt, daß er das schlimmste Übel sei. Warum ist das jetzt nicht mehr so?«

»Du bist eben anders als dein Vater.«

Aber sie war ein wenig beschämt. Das Leben verändert unsre Gefühle. Im Laufe der Zeit können wir milder werden, oder wir können härter werden. Aber wir verändern uns. Was unsre Gefühle in den Zwanzigerjahren beleidigt hat, würde sie wahrscheinlich in den Fünfzigern überhaupt nicht mehr beleidigen. Und bei den Frauen ist die Veränderung viel auffallender als bei den Männern. Besonders bei solchen Frauen, die, wie meine Mutter, der moralische Halt der Familie sind.

Meine Mutter verdarb sich das Leben mit ihrer sittlichen Entrüstung über John Bierfaß. Natürlich hatte sie hin und wieder allen Grund, den Alkohol zu verabscheuen. Aber warum die sittliche Entrüstung? Dadurch wurde zur Tragödie, was nur ein Ärgernis war. Und mit Fünfzig, als der schönste Teil des Lebens vorbei war, begriff sie es. Und was hätte sie nun dafür gegeben, ihr Leben noch einmal leben zu können, ihren beschwipsten Mann, ihre kleinen Kinder und eine echte, natürliche Sorglosigkeit zu haben, um aus allem das Beste herauszuholen! Wenn eine Frau versucht, zu sehr Schicksal zu spielen, vor allem Schicksal für andere – was für eine Tragödie!

So gewiß eine Frau Gewalt über ihr Schicksal und das ihrer Umgebung hat, so gewiß wird sie ihr eigenes Schicksal verpfuschen und das der andern vermasseln. Und ebenso unvermeidlich, wie sie eines Tages Fünfzig wird, ebenso unvermeidlich wird die Erkenntnis kommen, daß sie sich verrannt hat. *Sie hätte nicht so selbstsicher sein sollen!*

Laßt euch warnen, ihr modernen Frauen, daß ihr eines Tages Fünfzig sein werdet! Dann nämlich ist das Spiel aus, das Theater schließt, und ihr werdet in die Nacht entlassen. Wenn ihr euer Leben toll aufgezogen habt, alles aus eigenem Antrieb, und die großartige und triumphierende Herrin eures Geschicks seid, dann schlägt die Lebensuhr Fünfzig, und das Spiel ist aus. Ihr habt euren Auftritt auf der Bühne gehabt. Jetzt müßt ihr gehen, in die Alltagsnacht hinaus, in der ihr vielleicht einen echten Zufluchtsort habt – vielleicht, oder vielleicht auch nicht.

Es ist für jedermann gefährlich, selbstsicher zu sein. Aber besonders gefährlich ist es für eine Frau. Da sie im Grunde ein gefühlsbetontes Wesen ist, wird sie ihr ganzes Gefühl mit Volldampf auf das richten, was ihrer Ansicht nach das hohe Ziel unsres Daseins ist. Zwanzig, dreißig Jahre lang wird sie vielleicht dem großen Daseinsziel entgegenstürmen. Und dann nähern sich die Fünfzigerjahre – die Geschwindigkeit vermindert sich, die treibende Kraft beginnt nachzulassen, das wunderbare Ziel ist nicht nur nicht näher: es ist zu nah. Es ist ringsumher. Es ist eine Einöde von unsagbarer Freudlosigkeit.

Es waren einmal drei Schwestern. Die eine begann zu studieren und sich den sozialen Reformen zuzuwenden. Sie war völlig überzeugt, daß sie die Welt ein Stückchen näher ans Heil bringen könne. Die zweite beschloß starrköpfig, ihr eigenes Leben zu leben und sie selbst zu sein. »Das ist mein Lebensziel: ich selbst zu sein.« Sie wußte ganz selbstsicher, wie ihr Selbst war und wie es werden sollte. Das Ziel der dritten bestand darin, Rosen zu pflücken, solange es Tag war. Sie hatte viel Glück mit ihren Verehrern, mit ihren Schneiderinnen, mit ihrem Mann und mit den Kindern. Alle drei Schwestern hatten alles, was das Leben bieten konnte.

Jetzt nähern sie sich den Fünfzigerjahren. Alle drei befinden sich im gleichen Zustand: es ist der Lebensbankrott der modernen Frau dieses Alters. Die eine blickt voller Zynismus auf Reformen herab, die andre begreift allmählich, daß das Selbst, von dem sie so überzeugt war, nicht existiert, und sie fragt sich, was denn nun eigentlich existiert. Und die dritte hält die Welt für eine gefährliche und schmutzige Stätte und weiß nicht, wohin sie sich wenden soll.

Denn nichts ist verhängnisvoller für eine Frau, als ein Ziel zu haben und selbstsicher daran zu glauben. *(1936)*

Gib ihr eine Rolle

Der wahre Kummer mit den Frauen ist es eben, daß sie ewig versuchen, sich den Theorien der Männer über die Frau anzupassen – wie sie das von jeher getan haben. Wenn eine Frau ganz und gar sie selber ist, dann ist sie so, wie ihr Typ Mann sie haben möchte. Wenn eine Frau hysterisch ist, kommt es einfach daher, weil sie nicht weiß, welche Rolle sie zu spielen hat und gemäß welchem männlichen Ideal von Frau sie leben soll.

Denn wie es viele Männer in der Welt gibt, so gibt es natürlich auch viele Männertheorien darüber, wie die Frauen sein sollten. Aber ich meine zu Typen gewordene Männer, denn es ist nicht das Individuum, sondern der Typus, der die Theorie oder das ›Ideal‹ einer Frau ins Leben ruft. Die alten Römer, eine sehr habgierige Sippschaft, stellten eine Theorie oder ein weibliches Ideal auf, das sehr nett zur römischen Besitzgier paßte. ›Cäsars Frau muß über allen Verdacht erhaben sein.‹ Deshalb begann Cäsars Frau liebenswürdigerweise, darüber erhaben zu sein, einerlei, wie tief der Cäsar absank. Spätere Herren wie Nero stellten die Theorie vom flotten Weibsbild auf, und die späteren Damen waren zu jedermann reichlich flott. Dante erschien mit einer keuschen, unberührten Beatrice, und eine keusche und unberührte Beatrice begann eingebildet durch die Jahrhunderte zu marschieren. Die Renaissance-Männer entdeckten die gelehrte Frau, und gelehrte Frauen säuselten sanft durch Poesie und Prosa. Dickens erfand die Kindfrau, und seither wimmelt es von Kindfrauen. Er angelte sich auch seine eigene Version einer Beatrice, die keusche, aber heiratsfähige Agnes. George Eliot imitierte das Muster, und es wurde rechtskräftig. Die edle Frau, die reine Gattin, die treue Mutter behauptete das Feld und arbeitete sich buchstäblich zu Tode. Unsre eigenen armen Mütter waren vom gleichen Kaliber. Deshalb zeigten wir jungen Männer, weil unsre edlen Mütter uns etwas kopfscheu gemacht hatten, eine Neigung, zur Kindfrau zurückzukehren. Wir waren nicht gerade erfinderisch. Nur mußte die Kindfrau jetzt ein knabenhaftes kleines Ding sein – das war das neue Merkmal, das wir hinzufügten. Denn vor der richtigen Frau haben junge Männer buchstäblich Angst. Sie ist ihnen eine zu riskante Größe. Nein, soll sie lieber ein knabenhaftes kleines Ding sein, da ist man sicherer. Und folglich ist sie ein knabenhaftes kleines Ding.

Natürlich gibt es auch andere Typen. Begabte Männer liefern das Ideal der begabten Frau. Ärzte liefern die begabte Krankenschwester. Geschäftsleute liefern die tüchtige Sekretärin. Und so haben wir alle möglichen Arten. Wenn man will, kann man in den Frauen sogar den männlichen Ehrbegriff heranzüchten (was auch immer diese äußerst rätselhafte Eigenschaft sein mag).

Und dann gibt es noch das ewige, heimlich gehegte Ideal des Mannes, die Prostituierte. Scharen von Frauen leben diesem Ideal gemäß, einfach weil die Männer es von ihnen verlangen.

Und so springt das Schicksal mit ihr um, der Armen! Es ist ja nicht so, als hätte sie keinen Verstand – den hat sie bestimmt. Sie hat alles, was der Mann hat. Der einzige Unterschied ist der, daß sie eine Verhaltensanweisung verlangt. Gebt mir eine Rolle, die ich spielen kann! Das wird immer ihr Hilfeschrei sein. Außer, wenn sie sich schon in frühester Jugend ihre eigene Rolle gewählt hat: dann wird sie erklären, daß sie gänzlich sie selber ist, und keine Männeridee über die Frauen kann sie je beeinflussen.

Die wahre Tragödie besteht nun nicht darin, daß die Frauen eine Rolle verlangen und verlangen müssen. Die Tragödie besteht auch nicht darin, daß die Männer ihnen so abscheuliche Rollen zuweisen wie Kindfrauen, kleine Bubigesicht-Mädchen, perfekte Sekretärinnen, edle Gattinnen, sich aufopfernde Mütter, reine Frauen, die in jungfräulicher Kühle ein Kind nach dem anderen produzieren, oder Prostituierte, die sich dem Mann zuliebe erniedrigen – all die gräßlichen Rollen, die den Frauen von den Männern aufgedrängt werden, Rollen, die den ganzen natürlichen und echten Reichtum eines menschlichen Wesens verzerren. Der Mann ist willens, die Frau als seinesgleichen zu akzeptieren, als einen Mann in Weiberröcken, als einen Engel, einen Teufel, ein Babygesicht, als eine Maschine, ein Werkzeug, einen Busen, eine Gebärmutter, ein Paar Beine, eine Dienerin, eine Enzyklopädie, als eine Idealgestalt oder eine Obszönität – nur als eins will er sie nicht akzeptieren: als ein menschliches Wesen weiblichen Geschlechts.

Und die Frauen lieben es natürlich, seltsame Rollen zu übernehmen, gruselige Rollen, je makabrer, um so besser. Was kann makabrer sein als das Ideal des Eton-Boy-Mädchens mit der blütenhaft künstlichen Gesichtsfarbe? Es ist einfach makaber. Und gerade, weil es so makaber ist, eifern die Frauen diesem Ideal so gerne nach. Was kann gruseliger sein als das Ideal des Bubi-

Babygesichts? Aber die Mädchen machen es sich begierig zu eigen.

Doch selbst das ist nicht der wahre Kern der Tragödie. Der Widersinn und häufig die unmenschliche Gemeinheit – wie im Falle Dante-Beatrice, denn Beatrice mußte ihr Leben lang keusch und unberührt bleiben, um Dantes Ideal zu entsprechen, während Dante zu Hause ein Kuschelweibchen und Kinder hatte –, selbst das ist nicht das Schlimmste. Das Schlimmste an der Sache ist, daß die Frau, sobald sie wirklich dem Ideal des Mannes entsprechend lebt, dem Manne mißfällt. Bei den jungen Männern herrscht bereits eine starke heimliche Abneigung gegen das junge Eton-Boy-Mädchen, seit es tatsächlich zustande kam. Natürlich ist es sehr nett, sie in der Öffentlichkeit zu zeigen: einfach *le dernier cri*. Aber insgeheim wird sie von den jungen Männern, die ihren Typ ins Leben gerufen haben, verabscheut, und im Grunde ihres Herzens sind sie entsetzt.

Wenn es zum Heiraten kommt, geht das Ideal in die Brüche. Der junge Mann heiratet das Eton-Boy-Mädchen, und sofort haßt er den Typus. Sofort beginnt sein Denken hysterisch um die andern Typen zu kreisen, um die edlen Agnesen, die keuschen Beatricen, die schmachtenden Doras und die nervenaufpeitschenden *filles de joie*. Er befindet sich in einem wilden Wirrwarr und Durcheinander. Einerlei, welchem Ideal die arme junge Frau nachzuleben versucht, er will ein andres haben. Und das ist die Grundlage der modernen Ehe!

Die moderne Frau ist im Grunde nicht dumm. Aber der moderne Mann ist es. Das scheint mir die einzige einleuchtende Erklärung zu sein. Der moderne Mann ist dumm, und der moderne junge Mann ist ein ausgemachter Esel. Er richtet unter seinen Frauen ein größeres Schlamassel an, als es die Männer vor ihm je getan haben, weil er einfach nicht weiß, *wie* er sie haben möchte. Wir werden es jetzt erleben, wie die Frauenideale einander rasch und rasend folgen, weil die jungen Männer in ihrer Verdrehtheit nicht wissen, was sie wollen. In zwei Jahren tragen alle Frauen vielleicht Krinolinen – was für ein verrücktes Ideal das war –, oder einen Perlenschurz wie die nackten Negerinnen in Äquatorialafrika, oder vielleicht tragen sie ein Kettenhemd oder die Uniform der Gardekavallerie. Sie können einfach alles sein. Weil die jungen Männer übergeschnappt sind und nicht wissen, was sie wollen.

Die Frauen sind nicht dumm, aber sie *müssen* irgendeinem Ideal entsprechend leben. Sie *wissen,* daß die Männer dumm sind. Im Grunde respektieren sie deren Ideal gar nicht. Doch sie müssen einem Ideal nachleben, sonst können sie nicht existieren.

Die Frauen sind nicht dumm. Sie haben ihre eigene Logik, auch wenn es nicht die Logik der Männer ist. Frauen haben eine gefühlsbedingte Logik, und die Männer haben die verstandesmäßige Logik. Die beiden ergänzen einander und bilden meistens einen Gegensatz. Doch die gefühlsmäßige Logik der Frau ist nicht weniger echt und unerbittlich als die verstandesmäßige Logik des Mannes. Sie wirkt sich nur auf andere Art aus.

Und die Frau verliert eigentlich ihre Logik niemals. Sie mag Jahre damit verbringen, einem männlichen Frauenideal nachzuleben. Doch am Ende wird die seltsame und schreckliche Logik des Gefühls ein Zerschmettern des Ideals bewirken, falls es gefühlsmäßig nicht befriedigte. Das ist eine Teilerklärung der erstaunlichen

Veränderungen bei den Frauen. Jahrelang fahren sie fort, keusche Beatricen oder Kindfrauen zu sein. Dann plötzlich: päng! Die keusche Beatrice wird zur brüllenden Löwin. Die Rolle hat gefühlsmäßig nicht genügt.

Die Männer dagegen sind dumm. Sie stützen sich auf eine Logik des Verstandes, oder sie sollten es wenigstens. Und dann fangen sie an – besonders im Hinblick auf die Frauen –, sich mit mehr als weiblicher Unvernunft zu benehmen. Sie verwenden viele Jahre darauf, den kleinen Bubi-Babygesicht-Typus heranzubilden, bis er tadellos gelungen ist. Dann, im Augenblick, wo sie heiraten, wollen sie etwas anderes. Oh, nehmt euch bloß in acht, ihr jungen Damen, vor jungen Männern, die euch anbeten! Im Moment, wo sie euch haben, wollen sie etwas gänzlich anderes. Im Moment, wo sie das kleine Bubi-Babygesicht heiraten, beginnen sie sich sofort nach der edlen, der reinen und majestätischen Agnes zu sehnen, oder nach der Urmutter mit dem schwellenden, tröstenden Busen, oder nach der tadellosen Geschäftsfrau, oder nach der makabren Prostituierten mit den schwarzseidenen Bettüchern, oder, was am verrücktesten ist, nach einer Verschmelzung der ganzen Bande zu einem einzigen Typ! Und das ist die Logik des Verstandes! Wenn es um die Frauen geht, sind die modernen Männer verblödet. Sie wissen nicht, was sie wollen, und deshalb wollen sie auf die Dauer nie, was sie bekommen. Sie wollen eine Sahnetorte, die gleichzeitig Schinken mit Rührei und gleichzeitig Haferbrei ist. Sie sind dumm. Wenn die Frauen nur nicht durch das Schicksal dazu bestimmt wären, sich ihnen anzupassen!

Denn das ist das Geheimnis des Lebens, daß die Frauen sich dem Ideal des Mannes anpassen *müssen*. Und die Frau kann dem Mann nur dann ihr Bestes geben, wenn er ihr eine befriedigende Rolle gibt, der sie sich anpassen kann. Doch heute, angesichts eines Vorrats an stereotypen, abgenutzten, idiotischen Idealen – was können die Frauen da den Männern geben als nur die wertlose Seite ihrer Gefühle? Was kann eine Frau einem Mann bestenfalls geben, als das Geifern einer Idiotin? Und weil Frauen nicht dumm sind und sich auch nicht auf lange Zeit zum Narren halten lassen, versetzt sie ihm mit ihren Krallen ein paar üble, grausame Hiebe, so daß er nach der lieben Mammi schreit – und plötzlich sein Ideal wechselt.

Pah, die Männer sind dumm! Falls sie irgend etwas von den Frauen wollen, sollen sie den Frauen doch erst mal ein annehmbares, zufriedenstellendes Frauenideal geben – und nicht diese Mätzchen-Rollen, von Versagern und Idioten erfunden.

(1930)

Keiner liebt mich

Im vorigen Jahr hatten wir für den Sommer ein kleines Haus in den Schweizer Bergen gemietet. Eine Freundin kam zum Tee: eine Frau von etwa fünfzig Jahren mit ihrer Tochter. Alte Freunde. »Und wie geht es Ihnen?« fragte ich, als sie Platz genommen hatte und sich, vom Aufstieg zum Chalet an einem so heißen Tag ziemlich erhitzt und gereizt, mit einem zu kleinen Taschentuch das Gesicht abwischte. »Ach«, erwiderte sie und blickte beinah zornig aus dem Fenster und auf die unwandelbaren Gipfel und Steilhänge uns gegenüber, »ich weiß nicht, wie Sie darüber denken ... aber ... diese Berge! Nein, wirklich, da habe ich *all mein kosmisches Gefühl und all meine Liebe zur Menschheit verloren.*«

Sie stammt natürlich aus New England, alte Schule – und besitzt sonst eine philosophische Ruhe. Daher erschien mir ihre augenblickliche gereizte Verzweiflung – es war echte Verzweiflung – eher komisch. Ich lachte ihr ins Gesicht, der guten Seele, und sagte: »Nehmen Sie's nicht tragisch! Vielleicht können Sie auch mit dem Rest Ihres kosmischen Gefühls und Ihrer Liebe zur Menschheit auskommen.«

Ich habe seither oft daran gedacht, und was sie wohl eigentlich meinte. Und es gab mir einen kleinen Stich, als ich begriff, daß ich ein wenig boshaft zu ihr gewesen war. Ich muß es zugeben, daß ihre philosophische, typische New-England-Gewohnheit, den Kosmos *en bloc* und die Menschheit *en masse* zu lieben, mir immer ziemlich auf die Nerven ging. Aber sie ist nun einmal in diesen Gedanken aufgewachsen. Und ihre Liebe zum Kosmos hat sie nicht gehindert, eine wirkliche Zuneigung für ihre Freunde zu empfinden – abgesehen von der Tatsache, daß sie fand, sie müsse sie auf eine selbstlose und allgemeine Art lieben, was ziemlich lästig war. Trotzdem – ihr für mich reichlich törichtes Gerede von kosmischem Bewußtsein und Liebe zur Menschheit stand für etwas, das nicht nur intellektuell war. Es stand, wie ich später begriff, für ihren Frieden, für ihren inneren Frieden mit dem Weltall und mit der Menschheit. Und ohne den konnte sie nicht leben. Man kann mit der Gesellschaft auf Kriegsfuß stehen und doch mit der Menschheit in höchster Harmonie leben. Es ist nicht angenehm, mit der Gesellschaft auf Kriegsfuß zu stehen, doch manchmal ist es die einzige Möglichkeit, sich seinen Seelenfrieden zu bewahren, und das ist der Frieden mit der lebendigen, kämpfenden, *echten* Menschheit. Und man kann es sich nicht leisten, ihn zu verlieren. Daher hatte ich kein Recht, meiner Freundin zu sagen, sie könne wohl mit dem Rest ihrer Liebe zur Menschheit auskommen. Sie konnte es nicht, niemand von uns kann es: wenn man nämlich ›Liebe zur Menschheit‹ als das Gefühl unsres Einsseins mit der kämpfenden Seele oder dem kämpfenden Geist unsrer Mitmenschen deutet.

Mich erstaunt es nun aber, daß die jungen Menschen es fertigbringen, ohne ›kosmisches Bewußtsein‹ und ohne ›Liebe zur Menschheit‹ auszukommen. Im großen und ganzen haben sie die intellektuelle Hülle der Verallgemeinerungen – das kosmische und das Menschheitsgeschwafel – aus ihrem Gefühlsleben abgestoßen. Doch scheint mir, daß sie auch die Blüte abgestoßen haben, die sich innerhalb dieser Hülle befand. Natürlich kann man eine junge Dame ausrufen hören: »Nein, wirklich, die Grubenarbeiter sind reizend, und es ist eine Schande, wie sie behandelt werden!« Sie wird sogar wegstürmen und ihre Stimme für die reizenden Grubenarbeiter abgeben. Doch ihr Mitgefühl ist nicht echt, und das kann man ihr nachempfinden. Mitgefühl für Menschen, denen Unrecht geschah, die man aber nie gesehen hat, wurde reichlich übertrieben. Trotzdem – obwohl die Grubenarbeiter oder die Baumwollsklaven oder was sie sonst sein mögen, ziemlich weit weg sind und wir gar nichts für sie tun können –, trotzdem wissen wir doch in irgendwelchen tiefen Schichten unsres Seins, daß wir entscheidend, wenn auch weitläufig mit diesen Grubenarbeitern oder Baumwollsklaven verbunden sind, und wir erkennen undeutlich, daß die Menschheit *eines* (beinah eines) Fleisches ist. Es ist ein abstrakter Begriff, aber es ist auch eine physische Tatsache. Auf irgendeine Art sind die Baumwollsklaven Carolinas und die Reisbauern Chinas mit mir verbunden und zu einem schwachen, aber trotzdem sehr wirklichen Grad ein Teil von mir. Der Lebensrhythmus, den sie ausstrahlen, erreicht mich, trifft mich und berührt mich, ohne daß ich etwas davon weiß. Denn wir hängen alle mehr oder weniger zusammen und stehen mehr oder weniger in Verbindung miteinander: wir, die ganze Menschheit. Das heißt, solange wir die sensiblen Reaktionen in uns noch nicht abgetötet haben, was heutzutage nur zu oft geschieht.

Das ist es so ungefähr, was unsre philosophische Freundin mit ihrer ›Liebe zur Menschheit‹ meinte, obwohl sie Gefahr lief, das Wesentliche abzutöten, indem sie es so philanthropisch und selbstsicher etikettierte. Sie meinte gewissermaßen das Gefühl, am Leben der ganzen Menschheit teilzuhaben, und das ist ein Gefühl, das wir alle ganz behutsam und tief empfinden, wenn wir mit uns selbst in Frieden sind. Doch sobald wir unsern inneren Frieden verlieren, werden wir wahrscheinlich dieses feine innere Gefühl, am Leben der ganzen Menschheit teilzuhaben, sofort durch etwas anderes ersetzen: durch ein häßliches, deutlich verkündetes Wohlwollen, das der ganzen Menschheit Gutes antun will und doch nur eine andere Form der Selbstbehauptung und Herrschsucht ist. Vor dieser Art Liebe zur Menschheit bewahre uns der Herr und bewahre er die arme Menschheit. Meine Freundin war – wie alle Metaphysiker – ein winziges bißchen angekränkelt von dieser Art Eigendünkel. Wenn also die Berge in ihrer Brutalität die angekränkelte Liebe beseitigen, um so besser. Doch meine liebe Ruth (ich möchte sie Ruth nennen) hatte mehr als das. Sie hatte, obwohl schon über Fünfzig, ein fast mädchenhaft naives Gefühl dafür, mit ihren Mitmenschen in Frieden, in einem echten Frieden zu leben. Und so etwas zu verlieren, konnte sie sich nicht leisten. Und abgesehen von dem kleinen Makel, zu verallgemeinern und ihren Willen durchzusetzen, würde sie es auch nie verloren haben, auch nicht wegen der halben Stunde in den Schweizer Bergen. Doch sie wollte, daß der ›Kosmos‹ und die ›Menschheit‹ sich ihrem Willen und ihren Gefühlen anpassen sollten, und die Berge machten ihr klar, daß der Kosmos nicht wollte. Wenn wir gegen den Kosmos auftreten, erleidet das Selbstbewußtsein ziemlich sicher einen Schock. Und die Menschheit, falls wir uns mit ihr befassen, versetzt unsrer ›Liebe‹ höchstwahrscheinlich einen unangenehmen Schlag. Aber da habt ihr es!

Wenn wir jedoch die jüngere Generation nehmen, erkennen wir, daß Begriffe wie ›kosmisches Bewußtsein‹ und ›Liebe zur Menschheit‹ in ihrem Weltbild fehlen. Sie sind wie eine Menge leuchtend bunter Glasstücke, und wenn sie erschüttert werden, fühlen sie nur das, woran sie sich gerade stoßen. Mit andern Menschen bilden sie ein Zufallsmuster, und von allem übrigen wissen sie nichts und kümmern sich nicht darum.

Also sind kosmisches Bewußtsein und Liebe zur Menschheit, um die lächerlichen New-England-Begriffe zu benutzen, wirklich tot. Sie waren angekränkelt. Sowohl der Kosmos wie auch die Menschheit waren zu sehr *›made in New England‹*. Sie waren nicht echt. Sie waren sehr oft nur edle Redensarten, um Selbstbehauptung und Eigendünkel und ein böswilliges Schikanieren zu vertuschen. Sie waren nur Ausflüsse des häßlichen, eigenwilligen Ego und fest entschlossen, daß die Menschheit und der Kosmos nur so existieren sollten, wie es New England ihnen gestattete – oder überhaupt nicht. Sie waren von einem herrschsüchtigen Egoismus angekränkelt, und die Jugend, die eine feine Nase für diese Art Geruch hat, wollte nichts davon wissen.

Man tötet jedes Gefühl, wenn man nachdrücklich darauf beharrt, wenn man darauf herumreitet und wenn man es übertreibt. Beharre darauf, die Menschheit zu lieben, und nur zu bald wirst du jeden Menschen hassen. Denn wenn du darauf beharrst, die Menschheit zu lieben, beharrst du natürlich auch darauf, daß sie liebenswert ist: und das ist sie meistens nicht. Und ebenso geht es, wenn du darauf beharrst, deinen Mann zu lieben: dann wirst du ihn wohl oder übel insgeheim hassen. Denn natürlich ist niemand ständig liebenswert. Und falls du dich zwingst, die Menschen zu lieben oder es vorzugeben, wenn sie es nicht sind, dann verfälschst du alles und bist schließlich von Haß erfüllt. Will man irgendein Gefühl erzwingen, dann stirbt das Gefühl ab, und als Ersatz stellt sich das Gegenteil ein. Whitman bestand darauf, mit all und jedem zu sympathisieren, und zwar so nachdrücklich, daß er zu guter Letzt nur noch an den Tod glaubte, und nicht nur an seinen eigenen Tod, sondern an den Tod aller Menschen. Auf die gleiche Art ruft das Schlagwort ›*Keep smiling!*‹ schließlich eine Art wilder Empörung in den Herzen der Lächelnden hervor, und das berühmte: »Einen fröhlichen guten Morgen!« läßt bei all den Fröhlichen die Galle hochkommen.

Es taugt zu gar nichts. Jedesmal, wenn du Gefühle erzwingst, schadest du dir selber und erreichst nur das Gegenteil. Wenn du dich dazu zwingen willst, jemanden zu lieben, wird es unweigerlich damit enden, daß du ihn verabscheust. Es bleibt einem weiter nichts übrig, als nur solche Gefühle zu hegen, die man wirklich hat, und nicht irgendwelche eingebildeten Gefühle. Es ist auch die einzige Methode, dem andern seine Freiheit zu lassen. Wenn du deinen Ehemann am liebsten ermorden würdest, dann sage nicht: »Oh, ich liebe ihn so sehr! Ich hänge an ihm.« Damit tyrannisierst du nicht nur dich, sondern auch ihn. Er will nicht gezwungen werden, auch nicht mit Liebe. Sage dir einfach: ›Ich könnte ihn ermorden, das steht fest. Aber vermutlich sollte ich's lieber nicht tun.‹ Und dann werden deine Gefühle wieder ins Gleichgewicht kommen.

Das gleiche gilt für die Liebe zur Menschheit. Die letzte Generation und die davor *bestanden* darauf, die Menschheit zu lieben. Sie sorgten sich schrecklich um die armen leidenden Iren und Armenier und Kongogummineger. Aber das war zum größten Teil Schwindel und

Überheblichkeit und Dünkel. Die Triebfeder war der egoistische Gedanke: ›Ich bin so gütig, ich bin so edel, ich bin so menschenfreundlich, ich sorge mich so sehr um die armen leidenden Iren und die verfolgten Armenier und die unterdrückten Neger, und ich will sie retten, selbst wenn ich dadurch die Engländer und die Türken und die Belgier ernstlich verstimme.‹ Diese Liebe zur Menschheit war halb Eigendünkel und halb der Drang, sich einzumischen und andern Leuten Steine in den Weg zu werfen. Die jüngere Generation witterte Unrat unter dem Schafspelz der christlichen Barmherzigkeit und sagte sich: ›Keine Liebe zur Menschheit, was mich betrifft!‹

Um die Wahrheit zu gestehen, hegen sie einen heimlichen Abscheu vor allen unterdrückten und unglücklichen Leuten, die Hilfe brauchen. Die armen Bergarbeiter, die armen Baumwollsklaven, die armen hungernden Russen und ähnliche Leute können sie schon nicht mehr ausstehen. Wenn ein neuer Krieg ausbräche, wie sie dann die ›armen schwergeprüften Belgier‹ hassen würden! Denn so ist es eben: was die Väter aufbauen, das reißen die Kinder nieder.

Nachdem wir zuerst die Sache mit dem Mitgefühl übertrieben haben, vor allem die Liebe zur Menschheit, erleben wir jetzt den Rückschlag: weg mit dem Mitgefühl! Die jungen Menschen haben kein Mitgefühl und wollen es auch nicht haben. Sie sind Egoisten und geben es freimütig zu. Sie sagen ganz ehrlich: »Ich kümmere mich keinen alten Hut um die armen unterdrückten So-und-so-Burschen.« Und wer kann sie deswegen tadeln? Ihre liebevollen Vorfahren haben den Ersten Weltkrieg heraufbeschworen. Wenn die Liebe zur Menschheit einen Weltkrieg heraufbeschwört, dann wollen wir einmal sehen, wozu ein offener und ehrlicher Egoismus imstande ist. Nicht zu etwas ebenso Furchtbarem, könnte ich wetten.

Das Dumme am offenen und zugegebenen Egoismus ist seine üble Wirkung auf den Egoisten selber. Ehrlichkeit ist gut und recht, und es ist richtig, all die geheuchelten Sympathien und falschen Gefühle der Vorkriegswelt abzulegen. Aber das Ablegen geheuchelter Sympathien und falscher Gefühle braucht nicht das Absterben jeglicher Sympathie und jeglichen tiefen Mitgefühls nach sich zu ziehen, was mir bei den jungen Menschen der Fall zu sein scheint. Die jungen Leute treiben absichtlich Scherz mit Sympathien und Gefühlen. »Liebstes Kind, wie entzückend siehst du heute abend aus! Ich muß dich dauernd ansehen!« Und im nächsten Augenblick wird ein kleiner Giftpfeil abgeschossen. Oder die junge Frau sagt zu ihrem Mann: »Mein herrlicher Liebster, mir ist so himmlisch zumute, wenn du mich umarmst, mein Alles. Aber mische mir einen Cocktail, du Engel, ja? Ich brauche was zum Aufputschen, du mein Einziger!«

Die jungen Leute amüsieren sich momentan großartig mit der Klaviatur von Gefühlen und Sympathien und klimpern munter mit übertriebenen Ausdrücken herum, die Entzücken und Zärtlichkeit, Anbetung und Wonne bedeuten sollen, während sie im Grunde – nichts empfinden, ausgenommen ein leichtes Vergnügen wegen des kindischen Spiels. Es ist so *chic* und charmant, all die affektierten Ausdrücke für Liebe und Zuneigung zu benutzen, aber nur im Jux und wie das Geklimper einer Spieldose.

Aber sie würden sehr ärgerlich werden, wenn man ihnen erklärte, es fehle ihnen an der Liebe zur Menschheit. Die jungen Engländer zum Beispiel bekennen sich zu einer äußerst amüsanten und affektierten Liebe zu England. »Für mich gibt's nur eins, um das ich mich sorge – ausgenommen meinen geliebten Philipp natürlich –, und das ist England, unser herrliches England! Philipp und ich sind jederzeit bereit, für England zu sterben!« England scheint allerdings im Augenblick nicht in Gefahr zu sein, so etwas von ihnen zu verlangen, folglich sind sie ganz sicher. Und wenn man schüchtern fragt: »Und was ist Ihrer Ansicht nach dieses England?«, dann begeistern sie sich: »Die große englische Tradition, die große Idee England«, was angenehm dehnbar scheint und nicht bindend ist.

Und sie rufen: »Für die Sache der Freiheit würde ich alles opfern! Hope und ich haben Tränen vergossen und traurig in unserm geliebten Ehebett gelegen und an die Übergriffe auf die englische Freiheit gedacht. Doch jetzt sind wir ruhiger und entschlossen, bis zum letzten in aller Gelassenheit zu kämpfen.« Und dieses gelassene Kämpfen besteht darin, daß sie noch einen Cocktail genehmigen und einen aufgeregten, sentimentalen Brief an jemand schicken, der überhaupt keine Verantwortung hat. Dann ist alles vorbei und die Freiheit vergessen, und vielleicht ist jetzt die Religion an der Reihe oder ein verrückter Wutanfall wegen eines Ausdrucks bei einer Trauerfeier.

Das ist die Avantgarde der Jugend von heute. Ich gebe zu, daß es amüsant ist, solange das Geflimmer anhält. Doch es geht einem auf die Nerven, wenn das Feuerwerk nicht mehr flimmert – und selbst mit den Cocktails dauert es nie sehr lange, und dazwischen liegen endlose graue Zeiträume. Denn für die Avantgarde der Jugend gibt es keine warme Tageszeit und keine stille Nacht. Alles ist ein Feuerwerk wilder Aufregung – und dazwischen graues, leeres Einerlei; dann wieder ein neues Feuerwerk. Und – um die schreckliche Wahrheit zu gestehen – es ist sehr ermüdend.

In den grauen Intervallen im Leben der modernen Jugend tritt nun eine Tatsache besonders hervor und kommt mit ihrer ganzen Trübseligkeit auch den jungen Leuten zu Bewußtsein – nicht nur dem Zuschauer: nämlich die Tatsache, daß diese jungen Menschen hohl sind. Sie interessieren sich für nichts und niemanden, nicht einmal für das ›Vergnügen‹, dem sie so rastlos nachjagen. Doch das ist natürlich ein Familiengeheimnis, über das man nicht sprechen darf. »Lieber süßer Goldschatz, fang bloß nicht an, ein greulicher Spielverderber zu werden! Halt dich an die Regeln, Engelchen, und mach mit! Fang bloß nicht an, unangenehme Sachen zu sagen und überlebtes Zeug vorzubringen! Erzähl uns was Nettes, was Amüsantes! Oder sonst wollen wir uns wirklich ernsthaft unterhalten und über den Bolschewismus und *la haute finance* sprechen. Sei ein Engel und bring uns in gute Stimmung, du süßer, wonniger Schatz!«

Die jungen Leute beginnen sich nämlich vor ihrer eigenen Leere zu fürchten. Es ist zwar ein Riesenspaß, Sachen aus dem Fenster zu werfen – aber wenn man alles hinausgeworfen hat und zwei oder drei Tage auf dem kahlen Fußboden sitzen mußte, dann tun einem allmählich die Knochen weh, und man sehnt sich nach ein paar von den alten Möbeln, und wenn es auch nur das häßlichste viktorianische Roßhaarsofa wäre.

Wenigstens scheint es mir, daß die jungen Frauen so zu empfinden beginnen. Jetzt, da sie alles aus dem Fenster geworfen haben, sind sie entsetzt über die Leere in ihrem Lebenshaus. Ihr junger Philipp oder Peter, oder wie er sonst heißen mag, unternimmt keinerlei Schritte, um neue Möbelstücke in das Haus der jungen Generation zu stellen. Das einzige neue Gerät, das er beigesteuert hat, ist ein Cocktail-Shaker – und allenfalls noch ein Radioapparat. Das übrige – fehlt einfach.

Und die jungen Frauen beginnen sich ein wenig unsicher zu fühlen. Frauen mögen sich nicht gern als hohl empfinden. Eine Frau findet es abscheulich, an nichts zu glauben und für nichts verantwortlich zu sein. Selbst wenn sie die dümmste Frau auf Erden wäre, nimmt sie doch manches ernst: ihre äußere Erscheinung, ihre Kleider, ihr Haus – irgend etwas. Und wenn sie nicht gar so dumm ist, dann verlangt sie mehr als das. Instinktiv möchte sie spüren, daß sie etwas gilt und daß ihr Leben etwas bedeutet. Die Frauen, die so oft böse auf die Männer sind, weil sie nicht einfach ›leben‹ können, sondern immer einen Lebenszweck brauchen, sind vielleicht selber der Antrieb zum männlichen Verlangen nach einem Lebenszweck. Wie mir scheint, ist das Bedürfnis, daß ihr Leben einen Sinn hat und etwas bedeutet, bei der Frau viel stärker ausgeprägt als bei einem Mann. Vielleicht wird die Frau das heftig abstreiten, denn es ist natürlich Sache des Mannes, ihrem Leben diesen ›Daseinszweck‹ zu liefern. Ein Mann kann ein Vagabund sein, ohne jeden Lebenszweck, und doch glücklich. Nicht so eine Frau. Es gibt nur sehr, sehr selten eine Frau, die glücklich ist, wenn sie sich außerhalb des großen Daseinszwecks weiß. Dagegen wären, wie ich völlig überzeugt bin, eine Unmenge Männer gerne bereit, sich einfach als Tagediebe treiben zu lassen – wenn sie nur wüßten, wohin.

Eine Frau kann es nicht ertragen, ihr Leben als leer und zwecklos zu empfinden. Doch ein Mann kann ein solches Gefühl geradezu genießen. Ein Mann kann sich befriedigt und stolz über seine negative Einstellung äußern: »Ich habe überhaupt keine Gefühle. Ich kümmere mich nicht die Spur um irgend jemand oder um irgend etwas auf der Welt, ausgenommen mich selber. Aber für mich selbst sorge ich schon, und ich werde auch allen zum Trotz durchhalten und mir Erfolge erringen, ohne mir die geringste Sorge zu machen, wie ich sie erlange. Denn ich bin schlauer als die andern und gerissener als die andern, auch wenn ich schwach bin. Ich muß mir eine richtige Abwehr schaffen und mich gut verschanzen, dann bin ich sicher. Dann kann ich in meinem Glashaus sitzen, ohne etwas zu fühlen oder von etwas berührt zu werden, und kann doch meine Macht und meinen Willen ausüben: durch die Glaswände meines Ich.«

Das ist so ungefähr die Situation des Mannes, der den Zustand echter Selbstsucht und Leere in sich akzeptiert. Er empfindet einen gewissen Stolz über diesen Zustand, da er bei völliger Leere an wahrem Gefühl doch noch seinen Ehrgeiz und seinen Drang nach egoistischen Erfolgen ausleben kann.

Ich zweifle aber, ob es auch nur eine Frau gibt, die so empfindet. Auch die selbstsüchtigste Frau sieht sich noch stets in einen Wirrwarr, wenn nicht von Liebesgefühlen, dann eben von Haßgefühlen verstrickt. Doch der wahre männliche Egoist kann weder hassen noch lieben. Er ist im tiefsten Innern völlig leer: nur an der Oberfläche schwimmen Gefühle, und vor denen möchte er sich stets drücken. In seinem Innern empfindet er nichts. Und wenn er nichts fühlt, jubelt sein Ich und weiß, daß er sicher ist. Sicher innerhalb seiner Befestigungen, innerhalb seines Glashauses.

Ich bezweifle übrigens, ob die Frauen diesen Zustand bei einem Mann auch nur verstehen können. Sie werden seine Leere für Tiefe halten. Sie glauben, die falsche Ruhe des Egoisten, der im Grunde gar nichts fühlt, sei Stärke. Und sie stellen sich vor, daß all die Verteidigungsanlagen, die der überzeugte Egoist aufrichtet – sein undurchlässiges Glashaus –, den wahren Mann beschützen, einen positiven Menschen. Und sie werfen sich wie toll gegen die Verteidigungswälle, um sie herunterzureißen und zum wahren Mann vorzustoßen, ohne zu ahnen, daß der wahre Mann nicht da ist und daß die Verteidigungswälle nur aufgerichtet wurden, um Leere und Hohlheit zu beschirmen und einen Egoismus, nicht aber ein Menschenwesen.

Doch die jungen Leute werden allmählich argwöhnisch. Die jungen Frauen beginnen die Verteidigungsanlagen zu respektieren, denn sie fürchten sich davor, auf das letzte Nichts des Egoisten zu stoßen, und lassen ihn lieber unentdeckt. Hohlheit und Nichts – so etwas erschreckt die Frauen. Sie können nicht wahre Nihilisten sein. Die Männer aber können es. Männer können die wildeste Genugtuung beim Zerstören aller Gefühle und aller Beziehungen und dem sich daraus ergebenden Zustand krasser, negativer Leere empfinden – dann, wenn nichts mehr da ist, was man aus dem Fenster werfen kann, und wenn die Fenster abgedichtet sind.

Frauen verlangen Freiheit. Das Ergebnis ist eine Leere, eine Hohlheit, die selbst das mutigste Herz erschreckt. Dann wenden sich die Frauen den Frauen zu – auf der Suche nach Liebe. Aber das hält sich nicht.

Es kann sich nicht halten. Dagegen die Leere – die bleibt ewig bestehen.

Die Liebe zur Menschheit ist verschwunden und hat eine große Lücke hinterlassen. Das kosmische Bewußtsein ist über einer großen Leere zusammengebrochen. Der Egoist sitzt heimlich grinsend da und triumphiert über seine eigene Leere. Und was soll jetzt die Frau tun? Jetzt, wo das Haus leer ist, jetzt, wo sie alles Gefühlsmobiliar aus dem Fenster geworfen hat und das Haus des Lebens, das ihr ewiges Heim ist, so leer wie ein Grab wurde – was soll die liebe, einsame Frau jetzt anfangen?

(1930)

Wir brauchen einander

Wir können es ruhig zugeben: Männer und Frauen brauchen einander. Wir können – nach all unserm Wider-den-Stachel-Löcken und Aufsässig-Sein und Schmollen – ruhig nachgeben und guten Willen zeigen. Wir sind allesamt Individualisten; wir sind allesamt Egoisten; wir glauben allesamt inbrünstig an die Freiheit – an unsre eigene sowieso. Wir wollen allesamt unabhängig und selbständig sein. Und für unsre Selbstachtung ist es ein schwerer Schlag, daß wir ein andres menschliches Lebewesen schlechterdings nötig haben. Es macht uns nichts aus, leichten Herzens unter den Frauen eine Wahl zu treffen (oder unter den Männern, falls wir eine Frau sind). Aber wenn wir uns dann zu dem garstigen, stacheligen Kern der Sache bereitfinden und eingestehen müssen: »Großer Gott, ohne dieses widerspenstige Ding, meine Frau, kann ich einfach nicht leben«, dann empfinden wir das in unsrer dünkelhaften Abkapselung als furchtbar demütigend.

Und wenn ich sage: »ohne dieses Ding, meine Frau«, dann meine ich nicht etwa eine Mätresse – die sexuelle Beziehung, wie sie die Franzosen kennen. Ich meine die Frau, meine Beziehung zur Frau an sich. Es gibt wohl kaum einen Mann, der ohne die Beziehung zu einer Frau halbwegs vergnüglich existieren kann – es sei denn, er läßt einen andern Mann die Rolle der Frau spielen. Und das gleiche gilt für die Frau. Es gibt kaum eine Frau auf Erden, die ohne eine enge Beziehung zu einem Mann vergnüglich leben kann, es sei denn, eine andre Frau gilt ihr als Ersatz für den Mann.

So liegen die Dinge also. Doch seit dreitausend Jahren haben sich Männer und Frauen gegen diesen Tatbestand gewehrt. Besonders im Buddhismus konnte ein Mann unmöglich das höchste Nirwana erreichen, wenn er eine Frau auch nur mit halbem Auge ansah. »Allein hab' ich's geschafft!« ist die stolze Feststellung des edlen Herrn, der das Nirwana erreicht hat. Und »Allein hab' ich's geschafft!« sagt der Christ, dessen Seele gerettet ist. Beides sind Religionen eines arroganten Individualismus, wie er sich natürlich aus dem verhängnisvollen Egoismus des Individuums unsrer heutigen Zeit ergibt. Die Ehe, die auf Erden ein Sakrament ist, wurde durch das unabdingbare Dekret des Todes aufgehoben. Im Himmel gibt es kein gegenseitiges Eheschließen. Im Himmel ist die Seele ein absolutes Einzelwesen und von jeder Beziehung, außer der zum Allerhöchsten, entbunden. Im Himmel gibt es weder Ehe noch Liebe, weder Freundschaft noch Vaterschaft noch Mutterschaft, weder Schwestern noch Brüder noch Vettern: da bin nur ich allein in meiner vollendeten Isolation – in eine vollkommene Beziehung zum Erhabenen, dem Allerhöchsten versetzt.

Wenn wir vom Himmel sprechen, sprechen wir im Grunde von dem, was wir am liebsten hier auf Erden erreichen und haben möchten. Der Himmel ist ein Zustand, den wir jetzt erstreben und ersehnen.

Wenn ich nun zu einer Frau oder zu einem Mann sage: »Würdest du gern völlig frei von allen menschlichen Bindungen sein, frei von Vater und Mutter, Bruder und Schwester, frei vom Gatten oder Liebhaber, von Freund und Kind, frei von all diesen menschlichen Verstrickungen, einzig und allein auf dein eigenes unvermischtes Selbst reduziert, nur mit der erhabensten

Macht, dem Allerhöchsten verbunden?«, wie würde dann die Antwort lauten? Welches wäre die Antwort, frage ich euch? Welches wäre deine eigene aufrichtige Antwort?

Ich vermute, daß es in fast allen Fällen ein nachdrückliches »Ja« wäre. In vergangenen Zeiten hätten die meisten Männer »ja« und die meisten Frauen »nein« gesagt. Aber heutzutage würden, glaube ich, viele Männer zögern, und fast alle Frauen würden, ohne zu zögern, »ja« sagen.

Die modernen Menschen haben jedoch diesen nirwanaähnlichen Zustand, in dem sie überhaupt keine wahre menschliche Bindung haben, beinah so gänzlich erreicht, daß sie sich zu fragen beginnen, was und wo sie sind. Was bist du, wenn du all deine großartige Unabhängigkeit durchgesetzt und alle Beziehungen, alle ›Bande‹ abgebrochen hast, bis du zu einem ›reinen‹ Einzelwesen reduziert wurdest? Was bist du dann?

Du glaubst vielleicht, etwas ganz Großartiges zu sein, weil nur wenige Individuen auch nur annähernd diese Unabhängigkeit erlangen, ohne einer unseligen Selbstsucht und Einbildung und Leere anheimzufallen. Die wahre Gefahr – wenn du auf deine eigenen alleinigen Verdienste reduziert wurdest und von den vitalsten menschlichen Kontakten abgeschnitten bist –, die wahre Gefahr liegt darin, daß du dann schlicht und eindeutig dem Nichts gegenüberstehst. Reduziere jedes Individuum, ob Mann oder Frau, auf seine oder ihre Grundzüge, und was bleibt von ihm oder von ihr? Äußerst wenig! Nehmt Napoleon und versetzt ihn allein auf eine armselige Insel, und was ist er? Ein schlechtgelaunter, kindischer kleiner Bursche. Steckt Maria Stuart in eine scheußliche, steinerne Burg von einem Gefängnis, und sie wird eine boshafte kleine Person. Nun war aber Napoleon alles andre als ein schlechtgelaunter, kindischer kleiner Bursche, auch wenn er es nach der Isolierung auf Sankt Helena wurde. Und Maria, die Königin von Schottland, wurde erst zu einer boshaften kleinen Person, als sie in Fotheringhay oder einem ähnlichen Loch eingesperrt worden war. Diese großartige Isolation, dieses Reduzieren unsres Selbst auf unsre allerletzten Grundzüge ist der größte Schwindel, den es gibt. Es ist gerade so, als wollte man dem Pfau all seine Federn ausrupfen, um dadurch zu dem wahren Tier vorzudringen. Wenn man den Pfau nackt und bloßgerupft hat, was hat man dann? Nicht einen Pfau, sondern den nackten Kadaver eines Vogels.

Und so steht es auch mit unserm großartigen Individualismus. Reduziert doch mal irgendeinen von uns auf das bloße Individuum, das wir sind, und was werden wir dann? Napoleon wurde ein schlechtgelaunter, kindischer kleiner Bursche, und Maria, die Königin von Schottland, wurde eine boshafte kleine Person. St. Symeon der Stylite, der auf seiner Säule festsaß, wurde ein dünkelhafter Idiot, und wir, wunderbare Geschöpfe, die wir sind, werden zu wertlosen, eingebildeten kleinen modernen Egoisten, die all die feineren menschlichen Bindungen zerrissen haben und ihre Ansprüche auf Überlegenheit nur auf ihre eigene Leere und Nichtigkeit stützen können. Doch man kommt den Leeren auf die Spur! Denn die Leere klappert ziemlich laut und kann nur für kurze Zeit täuschen.

Bleibt also als Tatsache bestehen: wenn man einen Menschen von seinesgleichen trennt und auf seine eigene reine und wunderbare Individualität reduziert, hat man keineswegs den Menschen selbst, sondern nur einen kläglichen, schäbigen Rest seiner selbst. Isoliert Napoleon, und es bleibt nichts übrig. Isoliert Kant, und seine großartigen Ideen werden zwar noch weiter durch seinen Schädel ticken, aber falls er sie nicht niederschreiben und andern mitteilen kann, könnten sie ebensogut das Ticken des Totenkäfers im morschen Holz sein. Und sogar Buddha: wenn er in eine einsame Gegend befördert und mit untergeschlagenen Beinen unter einen Bodhi-Baum verpflanzt worden wäre, wo niemand ihn je gesehen oder etwas von seinem Nirwana-Gerede vernommen hätte, bezweifle ich, ob ihm das Nirwana viel Freude gemacht haben würde: dann wäre er bloß ein Sonderling geworden. Ich bezweifle, ob überhaupt irgendein Individuum in völliger Isolation viel wert ist oder ob es sich lohnt, irgendeine Seele zu retten oder sogar, sie auch nur zu besitzen. »Und ich, wenn ich erhöht werde, will alle Menschen zu mir emporziehen.« Doch wenn es keine Menschen gäbe, die emporgezogen werden können, dann wäre die ganze Schau ein Fiasko.

Es hängt also alles, sogar die Individualität, von der Beziehung zur Umwelt ab. »Gott kann ohn' mich nicht sein«, sagte ein Franzose des achtzehnten Jahrhunderts. Damit meinte er, wenn es keine Menschenwesen gäbe, wenn der Mensch nicht existierte, dann würde Gott, der Gott des Menschen, jede Bedeutung verlieren, und das stimmt auch. Wenn es keine Männer und Frauen gäbe, würde Jesus bedeutungslos sein. Auf die gleiche Art und Weise verlor Napoleon auf Sankt Helena seine Bedeutung, und ohne ihn, in Verbindung mit seinem Heer und der Nation, verlor die französische Nation einen großen Teil ihrer Bedeutung: eine große Kraft strahlte von Napoleon aus, und eine große empfängliche Kraft floß ihm vom französischen Volk wieder zu, und darin lagen seine Größe und ihre Größe. Nämlich in ihrer Beziehung zueinander. Das Licht leuchtet nur, wenn der Stromkreis geschlossen ist. Das Licht leuchtet nicht bei nicht vollständig geschlossenem Stromkreis. Jedes Licht ist eine Art geschlossenen Stromkreises. Und das gleiche gilt für alles Leben, wenn es wirklich Leben sein soll.

Wir erlangen unsre Individualität durch unsre Beziehung zueinander. Schlucken wir nur diese wichtige und stachelige Tatsache hinunter! Abgesehen von unsern Beziehungen zu andern Menschen sind wir kaum Individuen und bedeuten alle samt und sonders so gut wie nichts. In der lebendigen Berührung zwischen uns und andern Menschen, andern Lebewesen und andern Lebenserscheinungen leben und weben und sind wir. Beraubt uns unsrer menschlichen Bindungen und unsrer Bindung an die lebendige Erde und die Sonne, und wir sind nichts weiter als Schaumschläger. Unsre Individualität allein hat nichts zu bedeuten. Eine allein auf einer Insel lebende Lerche wäre ohne Lied und Bedeutung, ihre Individualität wäre nichtig und huschte umher wie eine Maus im Grase. Doch wenn auch nur ein einziges Lerchenweibchen bei der männlichen Lerche wäre, würde es dadurch singend in die Lüfte getragen, und seine wahre Individualität wäre wiederhergestellt.

Und so ist es auch mit Männern und Frauen. In der Beziehung zueinander besitzen sie ihre wahre Individualität und ihr ausgeprägtes Wesen: im Kontakt, und nicht losgelöst vom Kontakt. Das ist Sex, wenn ihr so wollt. Aber es ist ebensowenig Sex, wie Sonnenschein auf dem Grase Sex ist. Es ist ein lebendiger Kontakt, ein Geben und Nehmen: die große und subtile Beziehung zwischen Männern und Frauen, zwischen Mann und Frau. Darin und dadurch werden wir zu wahren Individuen – aber ohne ihn, ohne den wirklichen Kontakt sind wir nicht viel mehr als Nullen.

Doch es ist natürlich notwendig, daß der Kontakt lebendig und nicht erstarrt ist. Es geht nicht darum, daß man eine Frau heiratet – und fertig! Das wäre nur eins von den vielen dummen Rezepten, wie man Kontakten ausweicht oder Kontakte abtötet. Es gibt viele beliebte Kniffe, jede Möglichkeit eines wahren Kontakts abzutöten: wie etwa, eine Frau auf ein Postament stellen – oder das Gegenteil, ihr jede Beachtung entziehen oder eine ›Musterhausfrau‹ aus ihr machen, oder eine musterhafte Mutter oder eine ideale Kameradin. Das sind alles nur Tricks, um sich vor jedem Kontakt mit ihr zu drücken. Eine Frau ist kein ›Muster‹. Sie ist nicht einmal eine klar umrissene, genau bestimmte Persönlichkeit. Es ist höchste Zeit, daß wir diese erstarrten Ideen loswerden. Eine Frau ist ein lebendiger Springquell, dessen feine Schleier rings um sie her auf alle niederfallen, die in ihre Nähe kommen. Eine Frau ist wie ein seltsames, sanftes Vibrieren der Luft, das unbewußt und ungewollt hin- und herspielt und eine Empfangsstation sucht. Oder aber sie ist wie eine unharmonische, mißtönende, unangenehme Vibration, die ständig ausgestrahlt wird und jedermann in ihrer Nähe verletzt. Und beim Manne ist es das gleiche. Ein Mann, wenn er lebt und sich regt und am Leben teilnimmt, ist ein Springquell der Lebensvibration, die zitternd einem Wesen oder einem Ding zuströmt, das seine Ausströmung empfängt und mit einem Einströmen beantwortet, so daß ein Stromkreis hergestellt ist und damit eine Art Frieden. Oder aber er ist ein

Quell der Erbitterung, der Disharmonie und Qual und schadet jedem, der in seine Nähe kommt.

Solange wir gesund und positiv bleiben, suchen wir die ganze Zeit eine echte menschliche Beziehung zu andern Menschen zu bekommen. Doch das, diese Beziehung, muß sich beinah unbewußt ergeben. Absichtlich können wir mit einer menschlichen Beziehung nicht viel anderes anstellen als sie zerstören: das ist meistens nicht schwierig. Im positiven Falle können wir sie höchstens in aller Behutsamkeit sich vollziehen lassen, ohne daß wir uns einmischen oder sie erzwingen.

Wir kranken an einer falschen Auffassung von uns selber. Seit Jahrhunderten ist der Mann der erobernde Held gewesen, und die Frau war nur die Sehne auf seinem Bogen, nur ein Teil seiner Ausrüstung. Dann wurde der Frau gestattet, eine eigene Seele zu haben, eine separate, unabhängige Seele. Und damit begann die Geschichte mit dem Anderssein und all dem Lärm um Freiheit und Unabhängigkeit. Heute sind Themen wie Freiheit und Unabhängigkeit ziemlich überholt, sie führen zu einem leeren Nirgendwo, zum Müllhaufen all unsrer toten Gefühle und vergeblichen Illusionen.

Die Sache mit dem Eroberer-Helden ist so veraltet wie der Marschall Hindenburg und ungefähr ebenso erfolgreich. Heute bemüht man sich, diesen alten Trick wiederaufleben zu lassen, aber am Ende erweist es sich doch meistens als töricht. Der Mann ist nicht länger ein erobernder Held. Genausowenig ist er eine erhabene Seele, die isoliert und allein im Universum schwebt und dem Unbekannten in der Ewigkeit des Todes gegenübertritt. Auch dieser Trick ist überholt, obwohl die pathetischen Herrchen von heute immer wieder darauf zurückkommen, besonders jene pathetischen Herrchen, die völlig im egoistischen Pathos ihrer Leiden während des letzten Krieges aufgehen.

Aber beide Tricks sind überholt, sowohl der erobernde Held wie der pathetische Held, der in seinen Leiden aufgeht und der Ewigkeit in der äußersten Isolation der Seele gegenübertritt. Der zweite Trick ist natürlich heute der beliebtere von beiden und kann dem sich selbst bemitleidenden, veralteten Exemplar der jungen Generation noch immer gefährlich werden. Doch trotz allem ist es ein überlebter Trick, der tot und erledigt ist.

Heutzutage muß der Mensch endlich zugeben, daß all diese fixen Ideen nichts taugen. Als ein fest umrissenes Objekt, sogar als Individualität oder Persönlichkeit bedeutet der Mensch, ob Mann oder Frau, heutzutage nicht viel. Das große ICH BIN bezieht sich nicht auf Menschen, daher sollten sie es lieber in Ruhe lassen. Sobald irgend jemand, ob Mann oder Frau, ein großes ICH BIN wird, ist er ein Nichts geworden. Ob Mann oder Frau, jeder ist ein Fluß, ist fließendes Leben. Und ohne einander können wir nicht weiterfließen, genausowenig wie ein Fluß ohne seine Ufer dahinströmen kann. Das eine Ufer meines Lebensflusses ist eine Frau, und das andre Ufer ist die Welt. Ohne die beiden Ufer würde mein Leben zum Sumpf. Die Beziehung zur Frau und zu meinen Mitmenschen macht mich selbst zu einem Lebensfluß.

Und das ist es auch, was mir eine Seele verleiht. Ein Mann, der nie eine starke Beziehung zu einem andern menschlichen Lebewesen hatte, besitzt im Grunde keine Seele. Wir können nicht recht glauben, daß Immanuel Kant jemals eine Seele hatte. Eine Seele ist etwas, das sich dank meiner Kontakte und meiner lebendigen Beziehungen mit Menschen heranbildet und erfüllt, die ich geliebt oder gehaßt oder wahrhaft gekannt habe. Ich kam mit dem Stichwort für meine Seele auf die Welt. Die Vollendung meiner Seele muß ich erst noch zustande bringen. Und mit meiner Seele meine ich mich als Ganzheit. Woran wir heute kranken, das ist das fehlende Gefühl für unsre Ganzheit oder Vollendung, und die ist Frieden. Was uns fehlt, was den Jungen fehlt, ist das Gefühl, in sich selbst ein Ganzes zu sein. Sie fühlen sich so zusammengestoppelt – sie haben keinen Frieden. Und mit Frieden meine ich nicht etwa Trägheit, sondern das volle Dahinströmen des Lebens, einem Fluß vergleichbar.

Es fehlt uns an Frieden, weil wir nicht ›ganz‹ sind. Und wir sind nicht ganz, weil wir nur einen Bruchteil der lebendigen Beziehungen erlebt haben, die wir hätten haben können. Wir leben in einem Zeitalter, das an das Abblättern der menschlichen Beziehungen glaubt. Blättert sie ab, wie eine Zwiebel, bis ihr auf das absolute oder unfruchtbare Nichts stoßt! Auf die Leere! Dorthin sind die meisten Menschen heute gekommen: zum Wissen um ihre eigene, vollständige Leere. Sie wollten so unbedingt ›sie selber‹ sein, daß sie überhaupt nichts wurden, oder beinah nichts.

Es ist nicht sehr erfreulich, beinah nichts zu sein. Und dabei sollte das Leben Freude sein, die größte Freude! Nicht bloß so ein ›Sich-gut-Amüsieren‹, um ›von sich selber wegzukommen‹. Denn die richtige Freude besteht darin, daß du du-selbst bist. Den Menschen stehen nun also zwei große Beziehungen offen: die Beziehung vom Mann zur Frau, und die Beziehung von Mann zu Mann. Wir haben uns in bezug auf die eine wie auf die andre hoffnungslos verrannt.

Doch die Beziehung vom Mann zur Frau ist in unserm gegenwärtigen Leben die wichtigste. Danach kommt die Beziehung von Mann zu Mann. Und erst lange hinterher kommen all die andern Beziehungen: Vaterschaft, Mutterschaft, Schwestern und Brüder und Freunde.

Ein junger Mann sagte mir vor kurzem ziemlich spöttisch: »Leider ist es mir nicht möglich, an die Erneuerung Englands durch die Geschlechtlichkeit zu glauben.« Ich entgegnete ihm: »Daß Sie das nicht glauben können, glaube ich gern!« Er versuchte mir klarzumachen, daß er über solchen Unsinn wie Sex und über etwas so Banales wie die Frauen erhaben sei. Er war der übliche hohlköpfige, unterdurchschnittlich lebenslustige und egoistische junge Mann und völlig in sich selbst verstrickt – wie eine eingewickelte Mumie, die zerbröckelt, wenn man sie auspackt.

Und was ist denn Sex schließlich anderes als das Symbol für die Beziehung Mann zur Frau und Frau zum Mann? Die Beziehung vom Mann zur Frau ist so umfassend wie alles Leben. Sie besteht aus unzähligen verschiedenen Strömungen zwischen den beiden Menschen: verschiedenen und scheinbar sogar entgegengesetzten Strömungen. Keuschheit ist ein Teil der Bindungen zwischen Mann und Frau, was die körperliche Liebe betrifft. Und über diese hinaus gibt es eine unendliche Skala feinster Bindungen, von denen wir nichts wissen. Ich möchte behaupten, daß die Beziehung zwischen zwei annehmbar nett verheirateten Eheleuten sich alle paar Jahre gründlich ändert, und oft ohne daß es ihnen selbst bewußt wird, obwohl jede Veränderung Schmerzen verursacht, auch wenn sie ein großes Ausmaß an Freude mit sich bringt. Die lange Laufzeit eines Ehelebens ist ein lange währendes Ereignis mit ständigen Veränderungen, bei denen Mann und Frau ihre Seele wechselseitig aufbauen und zu einem Ganzen werden. Es ist wie bei Flüssen, die durch neues Land fließen, weiter und weiter, dauernd unbekanntes Gelände.

Doch wir sind so töricht und haben uns durch unsre begrenzten Ideen festgelegt. Da sagt zum Beispiel ein Mann: »Ich liebe meine Frau nicht mehr, ich will nicht mehr mit ihr schlafen.« Aber warum soll er denn immer mit ihr schlafen wollen? Wie kann er wissen, ob nicht ein andrer, subtiler und lebenswichtiger Austausch zwischen ihm und ihr stattfindet, der sie beide zu einem Ganzen macht – gerade in diesem Zeitabschnitt, in dem er nicht mit ihr schlafen möchte? Und sie – anstatt zu bocken und zu sagen, alles sei vorbei und sie müsse sich einen andern Mann suchen und sich scheiden lassen –, warum wartet sie nicht ab und lauscht auf den neuen Rhythmus in ihrer Seele und achtet auf die neuen Regungen bei ihrem Mann? Mit jeder Veränderung entsteht ein neues Wesen, und ein neuer Rhythmus spielt sich ein; wir erneuern unser Leben mit dem Älterwerden, und das ist der wahre Frieden. Warum, oh, warum wollen wir, daß wir beide immer gleich bleiben, starr festgelegt wie eine Speisekarte, die nie geändert wird?

Wenn wir nur vernünftiger wären! Aber wir werden von ein paar fixen Ideen über Sex und Geld in Bann gehalten, ›wie man sein sollte‹ und so weiter, und dabei verpassen wir das eigentliche Leben. Sex ist etwas Unbeständiges, bald lebendig, bald still, bald feurig, bald scheinbar ganz verpufft, ganz verpufft. Doch der Durchschnittsmann und die Durchschnittsfrau haben nicht genug ›Mumm‹, um das Geschlechtliche in seiner Vielgestalt hinzunehmen. Sie verlangen grobe, primitive geschlechtliche Begierde, immer verlangen sie nur das, und wenn es nicht da ist, dann wird – bumms und bäng! – die ganze Geschichte in Stücke geschlagen. Ich laß mich scheiden! Ich laß mich scheiden!

Ich habe es so satt, daß mir dauernd gesagt wird, ich wolle die Menschheit in den Urzustand von Barbaren zurückversetzen. Als ob der moderne Großstädter nicht der ungefähr primitivste, barbarischste Rohling wäre, den es je gegeben hat, wenn es sich um die Beziehung zwischen Mann und Frau dreht. In unsrer vielgepriesenen Zivilisation sehe ich nur, daß Männer und Frauen einander gefühlsmäßig und seelisch zerstören, und ich verlange weiter nichts, als daß sie innehalten und ein wenig nachdenken.

Denn Sex bedeutet für mich die Beziehung zwischen Mann und Frau in ihrer Ganzheit. Diese Beziehung ist aber viel größer, als wir es wissen. Wir kennen nur ein paar simple Erscheinungsformen: Mätresse, Ehefrau, Mutter, Schatz. Die Frau ist wie ein Idol oder wie eine Marionette: ständig wird sie gezwungen, die eine oder andre Rolle zu spielen: als Schatz, als Mätresse, als Ehefrau oder als Mutter. Wenn wir doch diesen starren Rahmen durchbrechen und begreifen könnten, daß die Frau ein Fluß ist, ein Lebensstrom, ganz anders als der Lebensstrom des Mannes, und daß jeder Fluß in seinem eigenen Bett fließen muß, ohne über die Ufer zu treten, und daß die Beziehung zwischen Mann und Frau wie ein Weiterfluten der beiden Flüsse ist, Seite an Seite, manchmal sogar sich vermischend, dann wieder sich trennend und weiterziehend. Es ist eine lebenslängliche Veränderung und ein lebenslängliches

Weiterziehen. Und das verstehe ich unter Sex. Zu gewissen Zeiten verschwindet die Sex-Begierde völlig. Doch das Dahinströmen geht trotzdem weiter, ohne aufzuhören, und das ist das Strömen des lebendigen Geschlechts, der Beziehung zwischen Mann und Frau, die ein ganzes Leben währt und von der die Sex-Begierde nur eine, wenn auch eine sehr lebensprühende, Manifestation ist.

(1930)

Das einzig Wahre

Die meisten Revolutionen sind Explosionen: und die meisten Explosionen jagen ein gut Teil mehr in die Luft, als beabsichtigt war. Aus der jüngeren Geschichte geht hervor, daß die Franzosen um 1790 eigentlich gar nicht das ganze monarchistische und aristokratische System in die Luft jagen wollten. Doch sie taten es, und so sehr sie sich auch bemühten, sie konnten die Sache seither nie wieder richtig zusammenflikken. Das gleiche war bei den Russen der Fall: sie wollten ein großes Tor in eine Mauer sprengen, und statt dessen sprengten sie das ganze Haus weg.

Alle Kämpfe um die Freiheit, die erfolgreich sind, gehen zu weit und werden ihrerseits zur Plage einer Gewaltherrschaft – wie Napoleon oder wie ein Sowjet. Und wie die Freiheit der Frauen. Die vielleicht größte Revolution in unsern modernen Zeiten ist die Emanzipation der Frauen, und der vielleicht heißeste Kampf seit zweitausend Jahren oder mehr ist der Kampf um die Unabhängigkeit der Frau gewesen, um ihre Freiheit oder wie immer man es nennen will. Der Kampf war sehr erbittert und wurde, wic mir scheint, gewonnen, ja er ging noch darüber hinaus und wurde zu einer Gewaltherrschaft der Frau, der einzelnen Frau im Haus und der weiblichen Ideen und Ideale in der ganzen Welt. Was man auch dagegen einwenden mag, die Welt wird heutzutage von den Gefühlen der Frauen beherrscht, und der Sieg der produktiven und häuslichen Tätigkeiten des Mannes über all seine frühere militärische oder abenteuerliche oder großsprecherische Betätigung ist ein Triumph der Frau in ihrem Heim.

Das Männchen dient dem Weibchen und seinen Bedürfnissen, und der Mann fügt sich – äußerlich gesehen – den Ansprüchen der Frau.

Aber innerlich, was ist da geschehen? Es läßt sich nicht leugnen, daß ein Kampf stattgefunden hat. Nicht ohne darum zu kämpfen, hat die Frau ihre Freiheit erlangt, und sie kämpft noch immer, kämpft heftig, obwohl eine Notwendigkeit nicht mehr besteht. Denn der Mann ist gestürzt. Es wäre schwierig, heutzutage einen Mann aufzutreiben, der nicht dem großen weiblichen Geist dient, welcher die moderne Menschheit beherrscht. Jedoch nicht friedlich beherrscht. Es ist immer noch die Gewaltherrschaft eines Kampfes, die Gewaltherrschaft eines Konflikts.

Die Frau in der Menge hat ihren Kampf politisch geführt, aber die Frau als Individuum hat ihren Kampf mit dem einzelnen Mann, mit Vater und Bruder und vor allem mit dem Ehemann geführt. Während der ganzen Vergangenheit – abgesehen von kurzen Zeitabschnitten voller Revolten – war es die Rolle der Frau, sich dem Manne zu unterwerfen. Vielleicht verlangt die unumgängliche Eigenart des Mannes und der Frau eine solche Unterwerfung. Doch es muß eine instinktive, unbewußte Unterwerfung sein, die einem unbewußten Glauben entspringt. In gewissen Zeiten scheint der blinde Glaube der Frau an den Mann nachzulassen und schließlich zusammenzubrechen. Es geschieht immer am Ende einer großartigen Phase, und bevor eine andere Phase einsetzt. Beim Mann scheint sie stets mit einer überwältigenden Verehrung der Frau zu beginnen, und mit der Verherrlichung der Königinnen. Immer scheint auf eine kurze Zeit des Glanzes eine lange Zeit des Elends zu folgen. Der Mann gibt nach und verherrlicht die Frau, der Glanz erlischt, und der Kampf geht weiter.

Es ist nicht unbedingt ein Kampf der Geschlechter. Von Natur sind sich die Geschlechter nicht feindselig gegenübergestellt. Nur in gewissen Zeiten geschieht es: wenn der Mann seinen unbewußten Glauben an sich selbst verliert und die Frau ihren Glauben an ihn – zuerst unbewußt und dann bewußt. Es ist kein biologischer Kampf der Geschlechter. Keineswegs. Das Geschlecht ist der große Friedensstifter, der große Einiger. Nur in Zeiten, wenn die instinktive Lebenssicherheit des Mannes zusammenbricht, wird das Geschlecht zu einer großen, trennenden Waffe.

Der Mann verliert den Glauben an sich, und die Frau fängt an, ihn zu bekämpfen. Kleopatra hat Antonius tatsächlich bekämpft – deshalb hat er sich getötet. Doch zuerst hatte er den Glauben an sich verloren und sich auf die Liebe verlassen, was ein sicheres Zeichen von Schwäche und Versagen ist. Und wenn die Frau ihren Mann einmal zu bekämpfen anfängt, kämpft sie und kämpft sie, als ginge es um die Freiheit. Aber es ist nicht einmal die Freiheit, die sie begehrt. Freiheit ist ein Männerwort: sein Sinn ist für eine Frau ziemlich unwichtig. Sie kämpft, um einem Mann zu entkommen, der nicht richtig an sich selber glaubt; sie kämpft und kämpft, und sie kann sich nicht aus diesem Kampf befreien. So wie die Frau die Freiheit auffaßt, ist sie heute weniger frei denn je. Und das bedeutet, daß sie weniger Frieden hat, weniger von jenem schönen, fraulichen Frieden, der wie ein Fluß dahinströmt, weniger von der schönen, blütenhaften Ruhe einer glücklichen Frau, weniger von der namenlosen, ganz unbewußten Freude am Leben, die der wahre Atem im Leben der Frau ist, weniger denn je, seit Frau und Mann einander zum erstenmal erblickten.

Heutzutage ist die Frau stets verkrampft und nervös, alarmbereit und nacktarmig, nicht um der Liebe, sondern um des Kampfes willen. In ihrem Fähnchen von Kleid und dem kleinen, helmartigen Hut, mit dem kurzen Haar und ihrem sachlichen Auftreten hat sie etwas von einem Soldaten an sich, und man mag sie ansehen, wie man will: weiter sieht man nichts. Es ist nicht ihre Schuld. Es ist ihr Verhängnis. Es tritt immer dann ein, wenn der Mann seinen fundamentalen Glauben an sich und ans Leben verliert.

Nun sind zwar im Laufe der Jahrtausende unzählige Bande zwischen Mann und Frau geknüpft worden. Und in Zeiten, wo das Mißtrauen vorherrscht, werden diese Bande als Fesseln empfunden, aus denen man sich freikämpfen muß. Es ist ein allgemeines Sprengen und Zerreißen von Sympathien und von unbewußten, gleichgestimmten Bindungen. Es ist ein großes Zerbrechen unbewußter Sanftmut und unbewußter, starker Strömungen zwischen Mann und Frau. Mann und Frau sind nicht zwei gesonderte, abgekapselte Einheiten. Allem Widerspruch zum Trotz müssen wir auch weiterhin darauf bestehen: Mann und Frau sind nicht einmal zwei gesonderte Personen, nicht einmal zwei getrennte Bewußtheiten oder Gemüter. Es ist so – trotz jeden heftigen Widerspruchs im entgegengesetzten Sinne. Der Mann ist immer und ewig mit der Frau verbunden: in sichtbaren und unsichtbaren Beziehungen, in einem komplizierten Lebensfluß, der nie analysiert werden kann. Und so ist es nicht nur zwischen Ehemann und Ehefrau.

Die Frau, die mir im Zuge gegenübersitzt, das Mädchen, bei dem ich Zigaretten kaufe, alle senden einen Strom, einen Sprühregen, einen Atemhauch weiblichen Lebens aus, der in mein Blut und meine Seele übergeht und mich zu mir selber macht. Und umgekehrt sende ich einen Strom männlichen Lebens aus, der die Frau besänftigt und befriedigt und stützt. So ist es noch sehr häufig bei öffentlichen Kontakten. Der eher allgemeine Strom des Lebensflusses zwischen Männern und Frauen ist nicht so zerrissen und voller Rückschläge wie im privaten Leben. Daher neigen wir alle mehr und mehr dazu, in der Öffentlichkeit zu leben. In der Öffentlichkeit sind die Männer und Frauen noch sehr oft gütig zueinander.

Doch im privaten Leben geht der Kampf weiter. Er hatte bei unsern Urgroßmüttern begonnen; bei unsern Großmüttern war er in vollem Schwung, und bei unsern Müttern war er der dominierende Faktor ihres Daseins. Die Frauen *glaubten,* es sei ein Kampf um Gerechtigkeit. Sie *glaubten,* daß sie den Mann bekämpften, um ihn besser zu machen und um das Leben für die Kinder zu verbessern.

Wir wissen heute, daß diese moralische Rechtfertigung nur eben eine Rechtfertigung war. Wir wissen heute, daß unsre Väter von unsern Müttern bekämpft und besiegt wurden – nicht, weil unsre Mütter wirklich wußten, was ›besser‹ war, sondern weil unsre Väter ihren instinktiven Zusammenhang mit dem Lebensfluß und der Lebensrealität verloren hatten und daß deshalb der weibliche Teil sie um jeden Preis blindlings und verhängnisvoll bekämpfen mußte. Wir sahen es als kleine Kinder mit an, wie der Kampf weiterging. Wir glaubten an die moralische Rechtfertigung.

Doch wir wuchsen zu Männern heran und wurden nun unsrerseits bekämpft. Und jetzt wissen wir, daß es keine Rechtfertigung gibt, weder moralisch noch unmoralisch. Es ist einfach ein Phänomen. Und unsre Mütter, die einen solchen Glauben an das Gutsein verteidigten, waren noch vor ihrem Tode dieses Gutseins überdrüssig.

Nein, bei dem Kampf ging und geht es nur um den Kampf selbst, und er ist erbarmungslos – abgesehen von Spasmen und Pausen. Eine Frau bekämpft einen Mann nicht um seiner Liebe willen – auch wenn sie das tausendmal behauptet. Sie bekämpft ihn, weil sie instinktiv weiß, daß er nicht lieben kann. Er hat seinen einzigartigen Glauben an sich selbst verloren, den instinktiven Glauben an seinen eigenen Lebensfluß, und deshalb kann er nicht lieben. Er kann nicht. Je mehr er protestiert, je mehr er es beteuert, je mehr er kniet, je mehr er anbetet, desto weniger liebt er. Eine Frau, die verehrt oder sogar angebetet wird, weiß instinktiv in ihrem innersten Wesen, daß sie nicht geliebt wird, daß sie beschwindelt wird. Sie ermutigt den Schwindel, oh, ganz gewaltig, er schmeichelt ihrer Eitelkeit. Doch am Ende kommen Nemesis und die Furien und verfolgen das unselige Paar. Liebe zwischen Mann und Frau ist weder Verehrung noch Anbetung, sondern etwas viel Tieferes, weniger Auffälliges und Protziges, ist ein Teil ihres Lebensatems und, wenn wir so sagen dürfen, ebenso gewöhnlich wie das Atmen. Fast ebenso notwendig. Ja, bestimmt, die Liebe zwischen Mann und Frau ist wirklich nur eine Art Atmen.

Keine Frau konnte je die Liebe eines Mannes erringen, indem sie darum kämpfte: wenigstens nicht, indem sie *ihn* bekämpfte. Kein Mann hat je eine Frau geliebt, solange sie nicht mit dem Kämpfen aufhörte. Und wann wird sie aufhören, ihn zu bekämpfen? Wenn er sich ihr scheinbar (denn die Unterwerfung ist immer, zumindest teilweise, ein Betrug) unterworfen hat? Nein, dann am allerwenigsten. Wenn ein Mann sich einer Frau unterworfen hat, bekämpft sie ihn meistens mehr denn je und noch unbarmherziger. Warum verläßt sie ihn nicht? Oft tut sie es. Aber was dann? Sie bändelt einfach mit einem andern Mann an, um den Kampf wieder aufzunehmen. Das Bedürfnis, mit dem Mann zu kämpfen, wurde ihr unerbittlich auferlegt.

Warum kann sie nicht allein leben? Sie kann es nicht. Manchmal kann sie sich an andere Frauen anschließen und innerhalb einer Gruppe den Kampf fortsetzen. Manchmal *muß* sie allein leben, denn kein Mann wagt sich vor, um mit ihr zu kämpfen. Doch früher oder später überfällt sie wieder das Bedürfnis nach Kontakt mit einem Mann. Es ist gebieterisch. Wenn sie reich ist, kauft sie sich einen Tanzpartner, einen Gigolo, und demütigt ihn bis aufs Weißbluten. Der Kampf ist nicht zu Ende. Wenn der große Hektor tot ist, genügt das noch nicht. Er muß noch durch den Staub geschleift und beschmutzt werden, mit den Fersen an das Ende eines verächtlichen Kampfwagens gebunden.

Wann ist der Kampf vorbei? Ach ja, wann! Das moderne Leben scheint keine Antwort darauf zu geben. Vielleicht dann, wenn ein Mann seine Kraft und den tiefverwurzelten Glauben an sich selbst wiederfindet. Vielleicht, wenn er gestorben und unter Schmerzen wiedergeboren ist – mit einem andern Atem, einem andern Mut und einer andern Art Besorgtheit oder Sorglosigkeit. Doch die meisten Männer können nicht mit ihrem alten ängstlichen Selbst sterben, oder sie wagen es nicht. Sie klammern sich verzweifelt an ihre Frauen und beginnen sie mit kaltem, gnadelosem Abscheu zu hassen, mit dem Haß eines Kindes, das dauernd schlecht behandelt wird. Wenn der Haß dann abstirbt, flieht der Mann in jenes letzte Stadium der Selbstsucht, in dem er keine wahren Gefühle mehr hat und nicht mehr verletzt werden kann.

Und dort stehen jetzt die Jungen. Der Kampf verebbt schließlich mehr oder weniger, weil beide Parteien hohl geworden sind. Es herrscht ein völliger Zynismus. Die jungen Leute wissen, daß ›die Güte‹ und ›die mütterliche Liebe‹ ihrer sie anbetenden Mütter auch einfach nur wieder Egoismus waren, nur eine Erweiterung ihres Selbst und eine Sucht, absolute Macht über ein anderes Lebewesen zu haben. Oh, diese Frauen, die heimlich darauf lauern, absolute Macht über ihre Kinder zu erlangen – zu deren eigenem Besten! Glauben sie, daß sie die Kinder täuschen können? Keinen Augenblick. Man kann es in den Augen des modernen Kleinkindes lesen: »Meine Mutter will mich ständig tyrannisieren, aber wenn ich auch bloß sechs bin, kann ich mich doch gegen sie auflehnen.« Es ist der Kampf, immer wieder der Kampf. Er entartete zum bloßen Kampf, einem andern Wesen seinen Willen aufzuzwingen, wie es heutzutage die Mutter meistens ihren Kindern gegenüber versucht. Es mißlingt ihr gänzlich, auch hier. Doch sie macht weiter.

Denn der große Kampf mit dem Mann nähert sich fast seinem Ende. Warum? Weil der Mann eine neue Kraft gefunden hat, weil er in seinem alten Körper gestorben ist und mit neuer Kraft und einer neuen Sicherheit wiedergeboren wurde? Ach, so ist es anscheinend gar nicht. Der Mann hat sich verdrückt, er ist ausgewichen. Gequält und zynisch und ungläubig, hat er all seine Gefühle absterben lassen, und übrig blieb eine leere Hülse von einem Mann, sehr nett, sehr angenehm, im Grunde der beste Mann unsrer heutigen Zeit, weil ihm nichts wirklich nahegeht, ausgenommen eins: die Bedrohung seiner eigenen Sicherheit. Er hat eine entsetzliche Angst davor, sich nicht mehr sicher zu fühlen. Deshalb behält er seine Frau zwischen sich und der Welt gefährlicher Gefühle und Forderungen.

Doch er fühlt nichts. Es ist der große Befreiungsschwindel, dieser Schwindel eines Nirwana und des Friedens, der höher ist als alle Vernunft. Es ist eine Art Nirwana, eine Art Frieden, der in reinster Nichtigkeit besteht. Die Frau kann es anfangs nicht begreifen. Sie tobt, sie wird wütend. Eine Frau nach der andern kann man so beobachten, wie sie sich gegen das Bild eines Mannes werfen, der diesen Zustand eines falschen Friedens, einer falschen Kraft, einer falschen Macht erreicht hat: es ist der Egoist. Der Egoist, der nie wieder spontane Gefühle hat und der nie wieder verletzt werden kann wie andre Menschen. Sein ganzes Leben bezieht er von jetzt an aus zweiter Hand. Ihn beseelt nur der Eigenwille und eine Art heimlichen Ehrgeizes, zu imponieren – entweder der Welt oder einem Individuum. Wenn man einen Mann oder eine Frau sieht, die zu imponieren versuchen, dann hat man den Egoisten in Reinkultur vor sich. Doch die wahre Pose des modernen Egoisten ist eine aalglatte Verbindlichkeit und Zuvorkommenheit und Bescheidenheit – oh, was für eine zartfühlende Bescheidenheit es immer ist!

Wenn ein Mann diesen Triumph der Selbstsucht erreicht hat – und heutzutage haben ihn viele Männer erreicht, im Grunde all die Erfolgreichen, und bestimmt all die Charmanten und all die Künstlerseelen: dann kann die betreffende Frau wirklich ein bißchen wütend werden. Sie findet keinen Widerhall. Der Kampf ist plötzlich zu Ende. Sie will sich einem Mann an den Hals werfen, und der Mann ist nicht da: nur eine Art gläsernes Bild von ihm empfängt ihren Vorstoß – und empfindet nichts! Sie wird toll und herausfordernd. Das ist die Erklärung für das unmögliche Benehmen mancher Frauen in den Dreißigerjahren. Wenn sie plötzlich im Kampf auf keinen Widerstand stoßen, werden sie rasend, sind sie so außer sich, als befänden sie sich am Rande eines furchtbaren Abgrunds. Was auch zutrifft.

Und dann zerbrechen sie daran – oder mit einem für Frauen typischen Umschwung begreifen sie plötzlich alles. Und dann verändert sich ihr ganzes Verhalten beinah augenblicklich. Es ist vorbei. Der Kampf ist beendet. Der Mann hat sich gedrückt. Er wird gewissermaßen unwichtig, obwohl die zugrunde liegende Feindseligkeit jetzt nur raffinierter und spitzfindiger wurde. Da haben wir nun die junge Frau in den Zwanzigern. Sie kämpft nicht mehr mit ihrem Mann – oder mit den Männern. Sie überläßt ihn seinen Machenschaften und denkt sich wenn möglich eigene aus. Vielleicht hat sie ein Kind, das sie tyrannisieren kann. Doch im allgemeinen schiebt sie das Kind, so weit es nur geht, von sich weg. Wenn der Mann keine echten Gefühle hat, hat sie nun auch keine. Einerlei, wie sie ihrem Mann gegenüber empfindet, sie nennt ihn – falls sie nicht vor Wut platzt – ihren Göttergatten oder Herzallerliebsten und Allerschönsten und ihr süßes Bubi. Sie besprengt ihn mit Kosenamen wie mit Eau de Cologne. Und er findet es ganz selbstverständlich und schlägt das nächste Vergnügen vor. Und so jagt in ihrem Dasein ein Vergnügen das andre, um die banale Redewendung zu gebrauchen – bis die Nerven versagen. Alles ist unecht: unechte Gesichtsfarbe, unechte Juwelen, unechte Eleganz, unechte Anmut, unechte Zärtlichkeit, unechte Leidenschaft, unechte Bildung, unechte Liebe zu Blake oder zur ›Brücke von San Luis Rey‹ oder zu Picasso oder zum allerneuesten Filmstar. Unechte Sorgen und unechte Freuden, unechte Schmerzen und Klagen, unechte Verzückung und hinter alledem die harte, harte Erkenntnis, daß wir für das Geld leben, allein für das Geld. Dazu eine furchtbare, lauernde Angst vor dem Nervenzusammenbruch.

Das sind natürlich Extremfälle moderner junger Leute. Sie stehen schon jenseits aller Tragik und echter, ernster Gesinnung: solch altmodischer Kram! Sie stehen – sie wissen selbst nicht, wo sie stehen. Und es ist ihnen auch egal. Doch sie stehen am andern Ende des großen Kampfes zwischen Mann und Frau.

Beurteilt man sie als Ergebnis des Kampfes, dann scheint es kaum der Mühe wert gewesen zu sein. Doch wir sehen sie immer noch als Kämpfer an. Vielleicht ist das Ergebnis etwas anderes, Positives.

Auf ihre Art beginnen jetzt viele dieser jungen Leute, die alles hinter sich haben und in einer Leere und Ernüchterung stecken, wie sie seit den Tagen der dekadenten Römer zu Ravenna ihresgleichen sucht, aus lauter Furcht und Einsamkeit Fühler auszustrecken, um ihre Hoffnung auf etwas anderes zu setzen. Sie beginnen einzusehen, daß sie, wenn sie nicht vorsichtig sind, das Leben gänzlich verpassen. Dann haben sie ›den

Bus verpaßt‹! Sie, die flotten jungen Leute, die so flink sind, in etwas einzusteigen, haben dann das Leben selbst verpaßt, sind nicht rechtzeitig eingestiegen! Haben den Bus verpaßt, um das Londoner Slangwort zu gebrauchen. Haben sich, während sie herumalberten, die große Chance entgehen lassen! Die jungen Leute fangen gerade an, mit einigem Unbehagen einzusehen, daß das tatsächlich der Fall sein könnte. Sie fangen gerade an, voller Unbehagen einzusehen, daß all das ›Leben‹, das sie führten, das Herumrasen und das Flottsein vielleicht gar nicht das richtige Leben waren und daß sie das einzig Wahre verpaßt haben!

Was nun? Was ist das – das einzig Wahre? Ah, da liegt der Hase im Pfeffer! Es gibt tausenderlei Arten zu leben, und alles ist Leben. Aber welches ist das einzig Wahre? Wann fühlt man, daß man richtig lebt? Wann empfindet man das Leben als gut?

Es ist die wichtigste aller Fragen. Und die Antworten sind uralte Antworten. Doch jede Generation muß die Antwort auf ihre eigene Art in Worte fassen. Was mich das Leben als gut empfinden läßt, ist das Gefühl, daß ich, selbst wenn ich krank bin und leide, doch lebendig bin, lebendig bis in die tiefsten Fasern meiner Seele, und in Verbindung mit dem lebendigen Leben des Weltalls. Irgendwie schöpft mein Leben Kraft aus den Tiefen des Universums, aus der Unendlichkeit zwischen den Gestirnen, aus der weiten, weiten Welt. Aus der weiten Welt strömen mir Kraft und Beruhigung zu. Man könnte es ›Gott‹ nennen, aber das Wort Gott ist etwas befleckt. Doch es *gibt* eine Flamme, ein Ewiges Leben, das immer und ewig im Weltall wirkt und uns erneuert, sobald wir einmal die Verbindung mit ihm aufnehmen konnten.

Und dann gibt es für den Menschen nichts anderes zu tun, als sich wieder dem Leben zuzuwenden. Sich wieder dem Leben zuwenden, das unsichtbar im Weltall flutet und ewig fluten wird, alles Lebendige erhaltend und erneuernd. Es handelt sich nicht um Sünden oder Sittlichkeit, um Gut- oder Bösesein. Es ist einzig eine Frage der Erneuerung, es geht darum, erneuert zu werden, wieder lebendig zu werden, neu und intensiv und bewußt zu leben, anstatt ausgepumpt und verbraucht zu sein, wie es die Menschen heutzutage sind. Wie wird man erneuert und wiedergeboren und wieder lebendig? Das ist die große Frage, die sich die Männer und auch die Frauen vorlegen müssen.

Und die Antwort wird schwierig sein. Irgendein Trick mit Drüsen oder Hormonen hilft da gar nichts. Und ebensowenig eine wundervolle Offenbarung oder Botschaft. Es geht nicht darum, etwas zu wissen, sondern etwas zu tun. Es geht darum, wieder mit der lebendigen Mitte des Weltalls in Verbindung zu kommen. Und wie sollen wir das tun?

(1930)

Liebe

Liebe ist das Glück der Welt. Aber Glück ist nicht alle Erfüllung. Liebe ist ein Zusammenkommen. Doch ein Zusammenkommen kann es nicht geben ohne ein Gegenstück, das Auseinanderstreben. In der Liebe vereinen sich alle Dinge in einem Einssein aus Freude und Lob. Sie können sich aber nicht vereinen, wenn sie nicht vorher getrennt waren. Und wenn sie sich im Einssein zu einem vollen Kreis gerundet haben, können sie in der Liebe nicht weitergehen. Das Fortschreiten der Liebe hat sich in diesem Augenblick erfüllt, wie die Flut auf ihrem höchsten Stand; was folgen muß, ist ein Zurückfluten.

Deshalb hängt das Zusammenkommen vom Auseinandergehen ab; die Systole hängt ab von der Diastole; die Flut hängt ab von der Ebbe. Nie kann es eine totale und ungebrochene Liebe geben. Das Meer kann nie gleichzeitig über dem ganzen Erdball zur Hochflut anschwellen. Eine unbestrittene Herrschaft der Liebe kann niemals sein.

Denn die Liebe ist, genaugenommen, ein Reisen. »Reisen ist besser als Ankommen«, hat einmal jemand gesagt. Das ist die Essenz des Unglaubens. Es ist ein Glaube an absolute Liebe, wo doch die Liebe von Natur relativ ist. Es ist ein Glaube an das Mittel, aber nicht an das Ziel. Es ist, genaugenommen, der Glaube an eine Kraft, denn Liebe ist eine einigende Kraft.

Wie sollen wir an eine Kraft glauben? Kraft ist ein Instrument und eine Funktion; sie ist weder ein Anfang noch ein Ende. Wir reisen, um anzukommen; wir reisen nicht, um zu reisen. Wenigstens ist ein solches Reisen unnütz. Wir reisen, um anzukommen.

Und die Liebe ist ein Reisen, ein Fortschreiten, ein Tempo des Zusammenkommens. Liebe ist die Kraft der Schöpfung. Doch jede Kraft, ob geistig oder körperlich, besitzt Polarität, ihren positiven und negativen Pol. Alle Gegenstände, die fallen, fallen dank der Anziehungskraft auf die Erde. Aber hat nicht die Erde, in Opposition zur Anziehungskraft, den Mond fortgeschleudert und ihn durch alle Äonen der Zeit an unserm Himmel auf Abstand gehalten?

So ist es auch mit der Liebe. Die Liebe in ihrer Schöpferfreude ist die stürmische Anziehungskraft von Geist zu Geist und Körper zu Körper. Doch wenn alle in einem einzigen Liebesbund vereinigt wären, dann gäbe es keine Liebe mehr. Und deshalb ist für diejenigen, die in die Liebe verliebt sind, das Reisen besser als das Ankommen. Denn im Ankommen gelangt man über die Liebe hinaus, oder vielmehr, in einer neuen Transzendenz heimst man die Liebe ein. Anzukommen ist die höchste Freude nach all unserm Reisen.

Der Liebesbund! Was für eine schlimmere Gebundenheit können wir uns vorstellen als den Liebesbund? Es ist wie ein Versuch, die Hochflut einzudämmen; es ist wie die Absicht, den Frühling festzuhalten, als wollte man nie den Mai in den Juni hinüberschmelzen lassen und nie den Weißdornblust fallen lassen, der sich zu Beeren entwickeln möchte.

Das ist bisher unsre Idee von der Unsterblichkeit gewesen, diese Unendlichkeit der Liebe, der totalen und siegreichen Liebe. Und was ist das anderes als ein Gefängnis und eine Gebundenheit? Was ist die Ewigkeit anderes als ein endloses Verstreichen von Zeit? Was ist die Unendlichkeit anderes als ein endloses Vorrükken durch den Raum? Ewigkeit und Unendlichkeit, unsre großartigen Ideen von Ruhe und Ankunft, was sind sie anderes als Ideen endlosen Reisens? Ewigkeit ist die endlose Reise durch die Zeit; Unendlichkeit ist das endlose Reisen durch den Raum – und weiter nichts, so sehr wir es auch abstreiten mögen. Und Unsterblichkeit, was ist sie anderes, nach unsrer Vorstellung, als ein endloses Weitermachen auf die gleiche Art? Ein Weitermachen, ein ewiges Weiterleben, Weiterdauern und Fortbestehen – was ist das anderes als ein Reisen? Eine Aufnahme in den Himmel, ein Einswerden mit Gott, was ist auch das wieder anderes als eine Projektion ins Unendliche? Und wie kann es im Unendlichen ein Ankommen geben? Wenn wir genau herausbekommen, was wir mit Gott und dem Unendlichen und mit unsrer Unsterblichkeit meinen, dann bedeutet es das endlose Weiterfahren auf der gleichen Linie und auf die gleiche Art, ein endloses Reisen in der einen Richtung. Und der Gott der Liebe ist unsre Idee von der *progressio ad infinitum* – der Liebeskraft. Unendlichkeit ist kein Ankommen. Sie ist ebensosehr eine Sackgasse wie der bodenlose Abgrund der Hölle. Und was ist die Unendlichkeit der Liebe anderes als eine Sackgasse oder ein bodenloser Abgrund?

Liebe ist ein Vorrücken zum Ziel. Daher ist sie ein Wegrücken vom entgegengesetzten Ziel. Die Liebe reist himmelwärts. Von wo ist die Liebe dann aufgebrochen? Was liegt höllenwärts? Liebe ist letztlich eine positive Unendlichkeit. Was ist dann die negative Unendlichkeit? Positive und negative Unendlichkeit sind das gleiche, weil es ja nur eine einzige Unendlichkeit gibt. Was hat es dann zu sagen, ob wir *ad infinitum* himmelwärts oder in der entgegengesetzten Richtung in die Unendlichkeit reisen? Da die erreichte Unendlichkeit in jedem Fall die gleiche ist, das Unendliche in absoluter Gleichförmigkeit, die da ist alles oder nichts, so hat es nichts zu sagen.

Die Unendlichkeit, das Unendliche, ist kein Ziel. Sie ist eine Sackgasse oder in einem andern Sinne der bodenlose Abgrund der Hölle. In den Abgrund der Hölle hinabzufallen bedeutet: ewiges Reisen. Und eine schön ummauerte Sackgasse mag ein vollkommener Himmel sein. Aber in einer wohlbehüteten, paradiesischen Sackgasse völligen Friedens und makellosen Glücks anzukommen, wird uns nicht befriedigen. Und ewig in die abgründige Hölle des Vorrückens hinabzufallen, wird uns auch nicht genügen.

Liebe ist nicht ein Ziel; sie ist nur ein Reisen. Ebensowenig ist der Tod ein Ziel: er ist ein Aufbruch, fort ins elementare Chaos. Und vom elementaren Chaos wird alles wieder in eine Schöpfung gegossen. Deshalb ist auch der Tod nichts weiter als eine Sackgasse und ein Schmelztiegel.

Es gibt ein Ziel, aber das Ziel ist weder Liebe noch Tod. Es ist ein Ziel, das weder unendlich noch ewig ist. Es ist das Reich stillen Entzückens, es ist das Königreich der Seligkeit. Wir gleichen einer Rose, diesem Wunder an reiner Bezogenheit auf die Mitte, an reinem, erlöstem Gleichgewicht. Inmitten von Zeit und Raum wird die Rose in Vollkommenheit gewiegt, gehört sie als Vollkommene zum Reich der Vollkommenheit, das weder zeitlich noch räumlich ist, sondern dank seiner Vollkommenheit erlöst: reine Immanenz von Erlöstheit, von Absolutheit.

Wir sind Geschöpfe der Zeit und des Raums. Doch

wir gleichen einer Rose; wir erringen Vollkommenheit, wir gelangen ins Absolute. Wir sind Geschöpfe der Zeit und des Raums. Und wir sind gleichzeitig Geschöpfe der reinen Transzendenz, erlöst von Zeit und Raum, vollendet im Reich des Absoluten, in der Seligkeit.

Und die Liebe, die Liebe wird eingeheimst und übertroffen. Von den großen Liebenden ist die Liebe stets eingeheimst und übertroffen worden. Wir sind wie eine Rose, eine vollkommene Ankunft.

Die Liebe ist mannigfaltig, sie ist nicht nur von einer Art. Da gibt es die Liebe zwischen Mann und Frau, die himmlische und die irdische. Da ist die christliche Liebe: »Du sollst deinen Nächsten lieben wie dich selbst!« Und da ist die Gottesliebe. Doch stets ist die Liebe ein Vereinigen.

Nur in der Verbindung von Mann und Frau hat die Liebe einen Doppelsinn bewahrt. Himmlische Liebe und irdische Liebe sind Gegensätze, und doch ist beides Liebe. Die Liebe zwischen Mann und Frau ist die größte und vollständigste Leidenschaft, die es auf der Erde je geben wird, weil sie eine Zweiheit ist, weil sie aus zwei entgegengesetzten Arten von Liebe besteht. Die Liebe zwischen Mann und Frau ist der vollkommene Herzschlag des Lebens, Systole und Diastole.

Die himmlische Liebe ist selbstlos, sie suchet nicht das ihre. Der Liebende dient seiner Geliebten und erstrebt die vollkommene Gemeinschaft des Einsseins mit ihr. Doch die heile Liebe zwischen Mann und Frau ist beides, himmlisch und irdisch. Die irdische Liebe sucht das ihre. Ich suche das meine in der Geliebten, ich ringe mit ihr, um es ihr abzuringen. Wir sind nicht kristallklar: wir sind vermischt und vermengt. Ich bin auch in der Geliebten, und sie ist in mir. Und das sollte nicht sein, denn es ist Verwirrung und Chaos. Deshalb will ich mein Selbst vollständig um mich sammeln, frei von der Geliebten, und sie soll ihr Selbst aussondern in gänzlicher Gegenüberstellung zu mir. In unsern Seelen herrscht Zwielicht, weder Licht noch Dunkelheit. Das Licht muß sich in Reinheit zusammenziehen, das Dunkle muß auf der andern Seite stehen: sie müssen zwei sein, im Gegensatz zueinander in sich vollendet; keins von beiden darf am andern teilhaben, sondern jedes einzeln an seinem eigenen Platz.

Wir gleichen einer Rose. In der reinen Leidenschaft zum Einssein, in der reinen Leidenschaft zu Besonderheit und Getrenntheit – einer zweifachen Leidenschaft von unbeschreiblicher Trennung und liebender Verbindung der beiden – findet die neue Konfiguration statt, die Transzendenz: beide in ihrem völligen Alleinsein, fortgetragen in den einen, alles übertreffenden Himmel einer Rosenblüte.

Doch die Liebe zwischen einem Mann und einer Frau ist doppelt, falls es die heile Liebe ist. Es ist sowohl das Verschmelzen zu reiner Gemeinsamkeit wie auch die Spannung reiner Sinnlichkeit. In reiner Gemeinsamkeit werde ich in der Liebe heil. Und in der reinen, wilden Leidenschaft der Sinnlichkeit werde ich zum Wesentlichen verbrannt. Ich werde aus der Matrix in reine, getrennte Unterschiedenheit gestoßen. Ich werde zu meinem alleinigen Selbst, unverletzlich und einzigartig, wie vielleicht einstmals die Edelsteine aus dem Durcheinander der verschiedenen Erden zu sich selbst gestoßen wurden. Die Frau und ich, wir sind das Durcheinander der verschiedenen Erden. Dann werde ich im Feuer ihrer heißesten sinnlichen Liebe, in der Spannung heftiger, zerstörerischer Flammen zerstört und zu ihrer wesentlichen Andersheit reduziert. Sie ist ein zerstörerisches Feuer, die weltliche Liebe. Doch sie ist das einzige Feuer, das uns zum Alleinsein läutert, uns aus dem Chaos zu unsrer eigenen, einzigartigen, juwelenhaften Wesensgetrenntheit umschmilzt.

Alle heile Liebe zwischen Mann und Frau ist daher eine Zweiheit, eine Liebe, die die Bewegung des Schmelzens und Verschmelzens zum Einssein ist, und eine andere Liebe, die die heftige und spannungsvolle und sinnliche Genugtuung ist, zu einer andersartigen Wesenshelle, einer unvorstellbaren Verschiedenheit und Getrenntheit verbrannt zu werden. Doch nicht jede Liebe zwischen Mann und Frau ist heil. Es geht vielleicht ganz sanft vor sich, die Vereinigung zum Einssein, wie bei dem heiligen Franziskus und der heiligen Clara, oder wie bei Maria von Bethanien und Jesus. Vielleicht wird keine Getrenntheit entdeckt, kein Alleinsein gewonnen, keine einzigartige Verschiedenheit zugegeben. Das ist eine halbe Liebe, die sogenannte himmlische Liebe. Und das ist die Liebe, die das reinste Glück kennt. Andrerseits ist die Liebe vielleicht ein wundervoller Kampf um sinnliche Erfüllung, die schöne, aber todbringende Gegenüberstellung des Männlichen und des Weiblichen, wie bei Tristan und Isolde. Sie sind die Liebenden, die den Gipfel allen Stolzes erreichen, sie schreiten mit hochfliegenden Bannern einher, sie sind die juwelenhaften Geschöpfe, er nur Mann, gesondert und getrennt in herrlicher, juwelenhafter Isolierung hochmütiger Männlichkeit, sie nur Frau, eine Lilie, sich wiegend im schwingenden Stolz ihrer Schönheit und im Duft ihrer Fraulichkeit. Das ist die irdische Liebe, und sie endet mit einer grellen und qualvollen Tragödie, wenn die beiden, die so gesondert sind, durch den Tod endgültig auseinandergerissen werden. Doch wenn die irdische Liebe mit einer herzzerreißenden Tragödie endet, endet die himmlische Liebe nichtsdestoweniger mit einem brennenden Sehnen und in tiefem, ergebenem Schmerz: der heilige Franziskus stirbt und überläßt die heilige Clara ihrem reinen Leid.

Es müssen zwei in einem sein, immer zwei in einem: die holde Liebe der Gemeinsamkeit und die wilde, stolze Liebe sinnlicher Erfüllung, beide zusammen in einer Liebe. Und dann gleichen wir einer Rose. Wir übertreffen sogar die Liebe. Die Liebe wird eingeheimst und übertroffen. Wir sind zwei, die eine reine Verbindung haben. Wir sind zwei, isoliert wie Juwelen in unsrer unausdenkbaren Verschiedenheit. Doch die Rose birgt und übertrifft uns, wir sind eine einzige Rose und mehr als sie.

Die christliche Liebe, die brüderliche Liebe, ist immer eine himmlische Liebe. Ich liebe meinen Nächsten wie mich selbst. Was dann? Ich bin größer geworden, ich rage über mich hinaus, ich werde heil innerhalb der Menschheit. In der heilen, vollkommenen Menschheit bin ich heil. Ich bin der Mikrokosmos, ein Abbild des großen Makrokosmos. Ich spreche von der Vervollkommnungsfähigkeit des Menschen. Der Mensch kann sich in der Liebe vervollkommnen, er kann ein Geschöpf werden, das ganz in der Liebe aufgeht. Dann wird die Menschheit nichts als Liebe sein. Das ist die vollkommene Zukunft für jene, die ihren Nächsten lieben wie sich selbst.

Aber ach, wie sehr ich auch der Mikrokosmos sein

mag, das Musterbeispiel brüderlicher Liebe, es lebt in mir das Bedürfnis, mich abzusondern und mich in juwelenhafter Einzigartigkeit hervorzutun, getrennt und abgesondert von allen übrigen, stolz wie ein Löwe, einsam wie ein Stern. Das ist ein Bedürfnis in mir. Und dieses Bedürfnis ist unerfüllt, es wird immer stärker und allbeherrschend.

Dann werde ich das Selbst hassen, das ich bin, mit aller Kraft und aus tiefstem Herzen werde ich diesen Mikrokosmos hassen, zu dem ich geworden bin, dieses Abbild der Menschheit. Ich werde mich wie rasend hassen, je mehr ich darauf bestehe, meinem Selbst brüderlicher Liebe, das ich mir abgerungen habe, treu zu bleiben. Trotzdem werde ich darauf bestehen, eine ganze liebende Menschheit zu verkörpern, bis der unerfüllte Drang zum Alleinsein mich zum Handeln treibt. Dann werde ich meinen Nächsten ebenso hassen wie mich selbst. Und dann wehe meinem Nächsten und mir! Wen die Götter vernichten wollen, den machen sie zuerst wahnsinnig. Und folgendermaßen werden wir wahnsinnig: wir werden zum Handeln gezwungen durch die unbewußte Reaktion gegen das Selbst, ohne doch je aufzuhören, an diesem verabscheuten Selbst festzuhalten. Wir sind verwirrt und betroffen. Im Namen der brüderlichen Liebe stürzen wir uns auf ungeheure, blinde Taten brüderlichen Hasses. Wir werden durch die Spaltung, die Dualität in uns in den Wahnsinn getrieben. Die Götter wollen uns vernichten, weil wir ihnen zu gut dienen. Und das ist das Ende von brüderlicher Liebe, *liberté, fraternité, égalité.* Wie kann es Freiheit geben, wenn ich nicht frei bin, etwas anderes als brüderlich und gleich zu sein? Ich muß frei sein, für mich und ungleich im schönsten Sinne zu sein, wenn ich frei sein soll. *Fraternité* und *égalité*, das sind die schlimmsten Tyrannen, die es gibt.

Brüderliche Liebe muß es geben, eine heile Menschheit. Doch es muß auch die reine, auf sich selbst gestellte Individualität geben, die eigenständig und stolz wie ein Löwe oder ein Habicht ist. Beides muß es geben. In der Dualität liegt die Erfüllung. Der Mensch muß schöpferisch und glücklich und in Harmonie mit den Menschen handeln. Das ist das größte Glück. Doch der Mensch muß auch eigenwillig und unterschiedlich handeln, anders als jeder andere Mensch, für sich allein und auf eigene Verantwortung und stolz in seinem unauslöschlichen Stolz muß er sich selbständig rühren, ohne Bezug zum Nächsten. Diese zwei Bewegungen sind entgegengesetzt, doch schließen sie einander nicht aus. Wir haben Verständnis. Und wenn wir verstehen, dann befinden wir uns vollkommen im Gleichgewicht zwischen den zwei Bewegungen: wir sind sowohl einzelne, isolierte Individuen wie auch eine große, harmonische Menschheit, und dann wird uns die Rose der Vollkommenheit übertreffen, die Rose der Welt, die noch nicht geblüht hat, die jedoch in uns erblühen wird, wenn wir beide Seiten zu verstehen und in beiden Richtungen zu leben beginnen – frei und ohne Furcht, den innersten Wünschen unsres Körpers und unsres Geistes folgend, die uns aus dem Unbekannten erreichen.

Und schließlich die Gottesliebe! Wir werden eins mit Gott. Doch der Gott, wie wir ihn kennen, ist entweder unendliche Liebe oder unendlicher Stolz und unendliche Macht, immer das eine oder das andre, Christus oder Jehova, immer der eine den andern halb ausschließend. Deshalb ist Gott ewig eifersüchtig. Wenn wir den einen Gott lieben, müssen wir ihn über kurz oder lang hassen und den andern wählen. Das ist die Tragödie religiöser Erfahrung. Doch der Heilige Geist, der unkennbare, ist für uns allein und vollkommen.

Dann ist da noch das, was wir nicht lieben können, weil es sowohl Liebe wie Haß übertrifft. Es ist das Unbekannte und Unkennbare, das zu aller Schöpfung den Antrieb gibt. Das können wir nicht lieben, wir können es nur als einen Ausdruck unsrer eigenen Begrenzung und Bestätigung annehmen. Wir können nur wissen, daß von diesem Unbekannten her tiefes Verlangen in uns einzieht und daß die Erfüllung dieses Verlangens die Erfüllung der Schöpfung ist. Wir wissen, daß die Rose sich zur Blüte entfalten wird. Wir wissen, daß wir im Anfangsstadium des Blühens sind. Es ist unsre Sache, voller Glauben und reiner, spontaner Sittlichkeit so weiterzugehen, wie es uns drängt, im Wissen, daß die Rose blüht, und uns mit diesem Wissen begnügend.

(1918)

D. H. Lawrence im Diogenes Verlag

Sämtliche Erzählungen und Kurzromane in 8 Einzelbänden
Aus dem Englischen von Martin Beheim-Schwarzbach, Georg Goyert, Marta Hackel, Karl Lerbs, Elisabeth Schnack und Gerda von Uslar

Der preußische Offizier
Sämtliche Erzählungen I. detebe 20184

England, mein England
Sämtliche Erzählungen II. detebe 20185

Die Frau, die davonritt
Sämtliche Erzählungen III. detebe 20186

Der Mann, der Inseln liebte
Sämtliche Erzählungen IV. detebe 20187

Der Fremdenlegionär
Autobiographische Prosa. Sämtliche Erzählungen V. detebe 20188

Der Fuchs
Der Marienkäfer – Die Hauptmannspuppe. Sämtliche Kurzromane I. detebe 20189

Der Hengst St. Mawr
Sämtliche Kurzromane II. detebe 20190

Liebe im Heu
Das Mädchen und der Zigeuner – Der Mann, der gestorben war. Sämtliche Kurzromane III. detebe 20191

John Thomas & Lady Jane
Roman. Die zweite und längste Fassung der ›Lady Chatterley‹. Deutsch von Susanna Rademacher. detebe 20299

Liebe, Sex und Emanzipation
Essays. Deutsch von Elisabeth Schnack. detebe 20955

Briefe
Deutsch von Elisbeth Schnack. Mit einer Einleitung von Aldous Huxley und einem Nachwort von Elisabeth Schnack. Personenverzeichnis, Chronik und Bibliographie im Anhang. detebe 20954